Die Untersuchung

des

Gehörgangs und Trommelfells.

Ihre Bedeutung.

Kritik der bisherigen Untersuchungsmethoden und Angabe einer neuen.

Ein Leitfaden zur Untersuchung des Ohres

für praktische Aerzte

von

Dr. von Trœltsch,

praktischer Arzt in Würzburg, der physikalisch-medicinischen Gesellschaft daselbst ordentliches, des Vereins hessischer Aerzte zu Darmstadt, des ärztlichen Vereins zu München und der medicinischen Gesellschaft zu Strassburg correspondirendes Mitglied.

[Abdruck aus Göschen's „Deutscher Klinik" 1860. No. 12 u. ff.]

Berlin.

Druck und Verlag von Georg Reimer.

1860.

Meinem alten treuen Freunde

Hofrath **Alexander Pagenstecher**

in Wiesbaden

in herzlicher Liebe

gewidmet.

Schon die anatomische Anordnung der Theile scheint es zu verbürgen, dass unsere Kenntnisse von den Krankheiten des Gehörorgans nie jene Exactheit und lichtvolle Klarheit erringen werden, bis zu welcher die Augenheilkunde, namentlich seit Erfindung des Augenspiegels und unter den Händen eines Arlt und v. Graefe sich entwickelt hat. Müssen wir so der Ohrenheilkunde jenen hohen Grad der Entwicklungsfähigkeit absprechen, wie ihn wohl überhaupt kein anderer Zweig des medicinischen Wissens gleich der Augenheilkunde je besitzen wird, so glaube ich mich doch ebenso gut berechtigt, zu behaupten, dass das geringe Quantum exacter Kenntnisse, welches selbst die Ohrenärzte, die Specialisten, weit mehr aber noch die grosse Menge der Praktiker, von den Krankheiten des Gehörorgans und deren Behandlung inne haben, keineswegs als nothwendig in der Natur der Sache bedingt liegt, sondern nur in Hindernissen, welche zu heben sind, und gewiss auch noch gehoben werden.

Man hat schon viel hin und her gesprochen, worin die eigenthümliche Ausnahmsstellung dieses Faches begründet liege, und warum gerade die Ohrenheilkunde in ihrer wissenschaftlichen Ausbildung hinter anderen Disciplinen so sehr zurückgeblieben und beim ärztlichen wie beim Laien-Publicum in so geringem Grade Achtung und Zutrauen geniesse. Man hat auch eine Menge Gründe aufgestellt, warum diess gar nicht anders sein könne, und warum diess ewig und immer so bleiben werde. Meiner Meinung nach sind alle diese Erörterungen sehr verfrüht und man hätte mit allen solchen absprechenden Urtheilen mindestens so lange warten sollen, bis eine grössere Menge tüchtiger und wissenschaftlich gebildeter Männer das Studium dieses Faches und seine gründliche Bearbeitung zur Lebensaufgabe sich gestellt, und bis die Mehrzahl der Aerzte wenigstens mit den Anfangsgründen dieser Specialität sich vertraut gemacht hat. Nirgends ist noch so wenig gearbeitet worden wie hier, und daran, glaube ich, liegt es vor Allem, warum wir hier noch nicht weiter fortgeschritten sind. Nach zwei Richtungen muss hier vor Allem gearbeitet werden, wenn die Ohrenheilkunde sich mehr Geltung verschaffen soll. Einmal muss die pathologische Anatomie des Ohres mehr cultivirt werden, damit man die Erkrankungen besser kennt, welche hier überhaupt vorkommen, und dann muss eine gute und allgemein brauchbare Untersuchungsmethode des Ohres am Kranken Platz greifen, damit man auch im einzelnen Falle zur richtigen Erkenntniss des Leidens gelange.

Ich habe früher schon, Eingangs einer Arbeit über „die Untersuchung des Gehörorgans an der Leiche" in Virchow's Archiv (1858. Bd. XIII. Heft 6) darauf hingewiesen, dass uns in der Ohrenheilkunde vor Allem die richtig beobachtete Thatsache fehlt, mit anderen Worten, die Genauigkeit des objectiven Befunds, und dass statt dessen hier mehr oder weniger die Hypothese, die Annahme und das Glauben vorherrscht. Es thäte hier vor Allem Noth, ruhig und gründlich zu beobachten, und mit allgemeinen Schlüssen und Folgerungen nicht eher vor die Oeffentlichkeit zu treten, als bis die Beobachtungen eine genügende Breite der Sicherheit und der Reife erreicht hätten. Wie ich dann weiter die Nothwendigkeit pathologisch-anatomischer Arbeiten betonte, um Thatsachen zu gewinnen, auf die man die Natur der verschiedenen Ohrenleiden stützen und begründen könnte, und später in meinen „anatomischen Beiträgen zur Ohrenheilkunde" (Virchow's Archiv 1859. Bd. XVII. S. 1—80) selbst das Sectionsergebniss an 16 Schwerhörigen mittheilte, so will ich hier hinweisen auf die Bedeutung der Untersuchung des Ohres am Lebenden, meine Ansichten über den wichtigsten Theil derselben, nämlich über die Untersuchung des äusseren Ohres [1]), hier niederlegen, und meine eigene Methode hierbei ausführlicher besprechen.

Die allerwenigsten Aerzte verstehen es, das äussere Ohr zu untersuchen und zu sehen, was dort überhaupt zu sehen ist. So kurz und allgemein ausgesprochen, mag diess sehr hart und grob lauten, — es ist aber in der That so, und kann gerade ich in meiner Stellung als beschäftigter Ohrenarzt an einer Universitätsstadt, wie Würzburg, mich reichlich überzeugen, wie es damit steht. Einmal komme ich dadurch fortwährend in Verkehr mit einer grossen Menge von älteren und jüngeren Collegen aller Bildungsgrade und aus den verschiedensten Gegenden, andrerseits ersehe ich in der Regel aus den Diagnosen, die die Kranken mitbringen, und aus der früher ihnen zu Theil gewordenen Behandlung, wie wenig denselben eine gründliche Untersuchung des Ohres zu Grunde lag. Indessen die meisten Aerzte beanspruchen gar nicht, das Ohr untersuchen zu können, und gar Viele, darunter Männer, die eines bedeutenden Namens und eines ausgedehnten Wirkungskreises als Praktiker wie als klinische Lehrer sich erfreuen, haben es mir offen gestanden, dass sie bei mir zum ersten Mal das Trommelfell am Lebenden „ordentlich" gesehen haben. Ich stelle es somit als eine unbe-

[1]) Unter „äusserem Ohre" verstehe ich hier immer den äusseren Gehörgang und das Trommelfell, welches ja auch die meisten Anatomen noch zum äusseren Ohre mitrechnen.

streitbare Thatsache hin, dass die ungeheure Mehrzahl der Praktiker bis heute nicht im Stande ist, eine nur einigermassen genügende Untersuchung des Ohres vorzunehmen, und glaube, dass auf dieses Factum im Wesentlichsten der jämmerliche Zustand zurückzubeziehen ist, in welchem im Ganzen die Ohrenheilkunde bis jetzt noch sich befindet. Darauf beruht es, dass in der Regel bei Ohrenkrankheiten keine richtigen Diagnosen gestellt werden, demzufolge auch selten ein Nutzen aus der Behandlung entspringt, deshalb blicken die Aerzte meist selbst mit einer gewissen Missachtung und Unbehaglichkeit auf Alles, was Ohrenkrankheiten heisst, darum entschliesst sich der Ohrenkranke gewöhnlich erst spät oder gar nicht, einen Arzt um Hülfe anzugehen, und ist der traditionelle Glaube des Publicums und der Aerzte, „bei Ohrenkrankheiten ist nichts zu machen,“ ein so alter und fest begründeter, und darum endlich kommen in keinem Fache so viele Windbeuteleien vor, als gerade hier. — Es scheint sehr der Mühe werth, die Sache genauer in's Auge zu fassen, einmal die Untersuchung des äusseren Ohres in ihrer Bedeutung zu betrachten und dann weiter darauf einzugehen, warum denn die Aerzte so selten gut untersuchen können, und ob diess nicht am meisten an den bisher üblichen Methoden gelegen.

Es bedarf gewiss keiner weiteren Auseinandersetzung, dass der Arzt nur dort ein sicheres Urtheil hat, wo ihm ein objectiv nachweisbarer Thatbestand zu Gebote steht, und wo er sich einen bestimmten Begriff machen kann von dem Zustande und dem Verhalten der leidenden Organtheile. Wenn Jemand zum Arzt kommt mit der Klage, er leide seit längerer Zeit viel an Husten und anderen Brustbeschwerden, so wird es keinem gewissenhaften Arzte einfallen, sich nur auf die Aussagen des Kranken und etwa dessen Aussehen und sonstige Verhältnisse zu verlassen, sondern er wird sich mittelst der der Diagnostik zu Gebote stehenden Mittel klar zu machen suchen, welches Organ, ob Kehlkopf oder Bronchien, Lunge oder Herz primär erkrankt, und in welcher Weise dasselbe afficirt ist, um darnach seinen Rath und etwaigen Heilplan einzurichten. Der objective Thatbestand, die objective Untersuchung ist aber beim Gehörorgane mindestens gerade so nöthig, als bei anderen Theilen; ich meine eher noch nöthiger als wo anders. Denn gerade bei Ohrenkrankheiten stehen die subjectiven Erscheinungen durchaus nicht im Einklang mit der Bedeutung der Erkrankung, und nirgends können uns die Aussagen der Patienten so wenig nutzen für die Diagnose als hier. Ein Furunkel, ein Eczem im äusseren Gehörgange kann die stärkste Taubheit und die heftigsten Schmerzen, ein einfacher Ohrenschmalzpfropf neben Taubheit noch das unerträglichste Ohrensausen und selbst den störendsten Schwindel hervorrufen, so dass man eher glaubt, mit einer organischen Gehirnkrankheit es zu thun zu haben, während man andrerseits nicht selten umfangreiche Perforationen des Trommelfells und entwickelte Veränderungen in der Paukenhöhle trifft, welche dem Kranken nur durch eine mehr oder minder grosse Schwerhörigkeit sich bemerklich machten. All den verschiedenen Beschwerden der Ohrenkranken, Ausflüsse, Schmerzen, Ohrensausen, und das gewöhnlichste, Schwerhörigkeit, liegen, wie sich das von selbst versteht, die mannigfachsten Ursachen und die verschiedenartigsten Structurveränderungen im Gehörorgane zu Grunde, und können wir, für die Diagnose derselben wenigstens, aus den Aussagen der Patienten fast gar nichts entnehmen. Nur der Befund, die Untersuchung kann uns hierüber Aufschluss geben, und wer nicht das Ohr untersuchen kann, der hat natürlich gar kein Urtheil über den vorliegenden Fall. Gerade die Besichtigung des äusseren Ohres aber, d. h. des äusseren Gehörgangs und des Trommelfells, ist der werthvollste Theil der ganzen Ohrenuntersuchung und das wichtigste diagnostische Hülfsmittel, das wir bei Ohrenkrankheiten besitzen. Die Untersuchung des Gehörgangs und des Trommelfells giebt uns nämlich nicht nur Aufschluss über die eigenen selbständigen Erkrankungen dieser Theile, sondern liefert uns dieser Befund auch die hauptsächlichsten Anhaltspunkte über das Verhalten der übrigen das Gehörorgan zusammensetzenden Theile. Indem nämlich, wie bekannt, das Trommelfell die Scheide zwischen Gehörgang und Paukenhöhle bildet, und innen einen Ueberzug von der Schleimhaut der Paukenhöhle erhält, nimmt es stets auch an allen diese Cavität betreffenden Veränderungen Theil, und ein genauer Untersucher erkennt daher Erkrankungen der Paukenhöhle, besonders die so häufigen Katarrhe derselben, in den meisten Fällen bereits aus dem Aussehen des Trommelfells. Selbständige und isolirte Erkrankungen der Tuba sind ferner, höchst wahrscheinlich, ebenso selten, wie solche des nervösen Apparates, und könnte jedenfalls die Diagnose „nervöse Schwerhörigkeit“ nur gemacht werden, wenn die übrigen Organe, also auch Trommelfell und Paukenhöhle, keine Veränderungen zeigen; somit wir auch diese Diagnose nicht im Stande sind zu stellen, ohne genaue und kundige Untersuchung des Trommelfells, so dass wir eigentlich nach vorgenommener Untersuchung des Gehörgangs und des Trommelfells bereits die wesentlichsten Aufschlüsse über das normale oder abnorme Verhalten der Haupttheile des ganzen Gehörorganes gewonnen haben. Es ist somit gewiss, dass gerade ohne Benutzung dieses diagnostischen Hülfsmittels kein Arzt im Stande ist, zu sagen, woran der ihn consultirende Ohrenkranke leidet, und welche Structurveränderungen diesem Leiden zu Grunde liegen.

Wenn nun die meisten Aerzte nicht im Stande sind, bei vorkommenden Ohrenkrankheiten Diagnosen zu stellen, so ist klar ersichtlich, warum ihre therapeutischen Versuche auf diesem Felde in der Regel ohne allen Erfolg sind, und, wenn ein solcher eintritt, derselbe rein dem Zufalle oder der vis medicatrix naturae zu danken ist. Wir können häufig mit den besten und gründlichsten Diagnosen den Kranken sehr wenig helfen, um wie viel mehr muss diess der Fall sein, wenn wir nicht die geringste Idee haben von den Veränderungen, welche die Klagen der Kranken hervorrufen. So geht es aber den meisten Aerzten, wenn es sich um einen Ohrenkranken handelt; und man sieht das der hier meist üblichen Behandlungsweise stark an, welche ohne jede Auswahl gewöhnlich in Vesicatoren, Abführmitteln, Einspritzungen und öligen Einträufelungen besteht. Sie bleibt gewöhnlich auch erfolglos, wenn nicht die letztangegebenen Mittel glücklicher Weise auf einen Ohrenschmalzpfropf treffen, der in den Wahrscheinlichkeitsdiagnosen der meisten Praktiker eine grosse Rolle zu spielen scheint, oder das Leiden von selbst vergeht. Die allgemeine Klage: „es ist nichts zu machen bei Ohrenkrankheiten“ hat sehr viel Berechtigung bei dem vollständigen Ermangeln einer sicheren Diagnose, und wird ihr Inhalt auch wahr bleiben, so lange eben die Aerzte das Ohr nicht untersuchen und somit die vorliegenden Störungen nicht beurtheilen können. Mit diesen Uebelständen hängt auf's Engste zusammen, warum die Collegen meist mit einem gewissen geringschätzenden und unbehaglichen Wesen Alles betrachten, was Ohrenkrankheiten heisst. Viele und gerade von den tüchtigsten und strebsamsten Collegen, haben mir offen erklärt, dass es ihnen immer im Grund der Seele zuwider war, wenn ein Ohrenkranker sich an sie wandte, weil sie sich von vornherein bewusst waren, nicht zu wissen, was ihm fehle und auch nicht helfen zu können; und wären stets froh gewesen, wenn sie sich den armen Menschen wieder vom Halse geschafft hätten. Es ist eine alte Erfahrungssache: was man gut versteht, worin man sich sicher fühlt, das hält man auch hoch, und umgekehrt, Niemand liebt das, was ihn an seine Schwäche, an seine Mängel erinnert, und selbst der Tüchtigste wird das zu vermeiden suchen, zumal wenn er keine Mittel sieht, wie er dieser seiner Unvollkommenheit zu Hülfe kommen soll. Diese Unsicherheit der Praktiker bei den genannten Leiden und die Mangelhaftigkeit ihrer therapeutischen Versuche sind natürlich schon längst in's Publicum gedrungen, sowie es die Leute schon längst durchfühlten, wie ungerne und wenig eifrig ihre Hausärzte an das Behandeln solcher Affectionen sich machten. Wir dürfen uns daher nicht wundern, wenn die Ohrenkranken nicht sehr eilig sind im Hülfesuchen beim Manne der Wissenschaft, sondern lieber vorher alle möglichen Hausmittel und schlechte Bücher zu Rathe ziehen, oder, auf die so unwahrscheinliche Hülfe bald verzichtend, sich ruhig in ihr Schicksal zu ergeben suchen. Warum aber gerade in diesem Fache so viele marktschreierische Bücheranzeigen und Anpreisungen von Universalmitteln erscheinen, so viel unwissenschaftliche und wahrhaft dreiste Arbeiten veröffentlicht werden und das Publicum so häufig von herumziehenden ärztlichen und nichtärztlichen Speculanten ausgebeutet wird, das liegt Alles bereits im Vorhergehenden beantwortet. Die Kranken fühlen sich hülflos von der Seite, wo sie sonst Hülfe finden, — darum hat die Speculation in ihren verschiedenen Formen hier offenes Feld. Die Aerzte haben selbst kein gründliches Urtheil über Ohrenkrankheiten, darum kann man ihnen auch ungründliche und durchaus windige Machwerke bieten, und diess um so leichter, wenn man es nur versteht, ein wissenschaftliches Mäntelchen umzuhängen und recht sicher und originell aufzutreten. Exempla sunt odiosa, doch kann ich als kritischer Sachkundiger versichern, dass gerade die allerneuesten otiatrischen Leistungen es zeigen, welche leichtfertige Arbeiten voll anatomischer Schnitzer und ohne jeden anatomischen Halt man heut zu Tage noch wagen kann, für wissenschaftliche Werke auf diesem Felde auszugeben. Alle diese bis in die gegenwärtige Zeit bestehenden Missstände, sie hängen sämmtlich auf's Innigste zusammen und wir kommen immer im traurigen Zirkel zurück auf ihren Ursprung und ihren Ausgang: die meisten Aerzte sind nicht im Stande, das Ohr zu untersuchen. — Doch nicht um einen Vorwurf gegen meine Collegen zu erheben, spreche ich so. Ich kenne Viele, die sich alle Werke über Ohrenheilkunde anschaffen und viele zur Untersuchung des Ohres empfohlene Instrumente besitzen und sich alle erdenkliche Mühe gaben, auch auf diesem Gebiete zur möglichst guten Erkenntniss zu kommen, — sie sind trotzdem ebenso wenig, wie manche weniger Eifrige, im Stande, eine irgendwie genügende Untersuchung des Ohres vorzunehmen. Ich frage: sind die bisher üblichen Methoden der Untersuchung des äusseren Ohres gut und brauchbar im vollen Sinne des Wortes? Ich sage: Nein, und schon die einfache Erfahrung, dass eben noch heut zu Tage nur Wenige das Ohr untersuchen können, lehrt und beweist diess. Eine wahrhaft gute und brauchbare Methode hätte sich schon längst allgemeine Bahn gebrochen und die Sachen stünden längst anders, als sie leider noch stehen. Die Aerzte sind hier im Allgemeinen nicht indolenter, als sie es in anderen Fächern sind, aber mit den bisher gelehrten und allgemein beschriebenen Untersuchungsweisen kann man, in der gewöhnlichen Praxis zumal, nur sehr wenig leisten. Wir werden später prüfen, wie es mit dem Untersuchen Derer steht, welche behaupten es zu können, und von denen als Specialisten und Autoritäten im Fache der Ohrenheilkunde man es auch allgemein annimmt; zuerst aber wollen wir ganz objectiv die Sache selbst, um die es sich hier handelt, ihr Terrain und die verschiedenen Methoden eingehender betrachten. —

Ohne weitere Vorkehrungen sehen wir vom äusseren Gehörgang nur den Eingang. Wenn wir mit aufgelegtem Daumen den Tragus nach vorn drücken und mit den übrigen Fingern die Muschel nach hinten ziehen, erweitern wir diesen Eingang etwas und können auch den vordersten Theil des Gehörgangs überblicken. Weiter in die Tiefe sieht man in der Regel nicht, und benutzt man dazu, besonders zur Untersuchung des knöchernen Gehörgangs und des Trommelfells, weitere instrumentelle Vorrichtungen. Was sind nun, anatomisch genommen, die Hindernisse, welche uns in dieser Weise die Untersuchung des Gehörgangs und des Trommelfells erschweren, und uns, in der Regel wenigstens, nicht ohne weitere Apparate in die Tiefe blicken lassen? Es kommen hier in Betracht: einmal der nicht geradlinige, sondern winkelige Verlauf des Gehörgangs, die vielen Härchen, welche, von der Wand des knorpeligen Theiles ausgehend, in das Lumen desselben hineinragen, und endlich die Länge des Gehörgangs bei verhältnissmässig geringer Weite. Die beiden erstgenannten Hindernisse lassen das Auge des Beobachters nicht in die Tiefe dringen, alle drei aber tragen dazu bei, dass unter gewöhnlichen Verhältnisen die inneren Theile nicht genügend beleuchtet sind. Wollen wir also das Trommelfell, als den tiefstliegenden Theil, vollständig und genau sehen, so müssen wir einmal die winkelige Krümmung des Gehörgangs ausgleichen resp. ihn gerade richten, die kleinen Härchen bei Seite räumen und endlich den Hintergrund genügend beleuchten. Diese drei Bedingungen müssen entsprechend erfüllt werden, wenn wir den hinteren Theil des Gehörgangs und das Trommelfell genau und gleich oberflächlich liegenden Organen besichtigen und untersuchen wollen.

Um die im Bau des Gehörgangs selbst liegenden Hindernisse aufzuheben, gebraucht man seit lange zur Untersuchung des Ohres die sogenannten Ohrspiegel. Es giebt davon im Wesentlichen zwei Hauptarten, unter welche sich die mannigfachen Varietäten derselben einreihen lassen. Die Einen lassen eine verschiedene räumliche Ausdehnung zu, indem sie nicht aus Einem Stücke bestehen, sie sind meist zangenförmig gestaltet, heissen daher zangenförmige oder allgemeiner erweiterungsfähige Ohrspiegel. Die Anderen sind die nicht erweiterungsfähigen, aus Einem Stücke bestehenden, röhrenförmigen Ohrspiegel, welche meist hohle Cylinder oder hohle Kegel vorstellen.

In Deutschland und Frankreich sind die ersteren hauptsächlich im Gebrauch, und zwar am häufigsten der Kramer'sche Ohrspiegel, welcher eine Abänderung des zuerst beschriebenen Instrumentes zur Untersuchung des äusseren Ohres von Fabricius Hildanus aus dem 17. Jahrhundert ist. Was die Brauchbarkeit des Kramer'schen Ohrspiegels betrifft, so ist kein Zweifel, dass man damit ganz gut untersuchen kann; es fragt sich nur, ob er dem geforderten Zwecke auf die beste und einfachste Weise nachkommt und ob seine Bauart den anatomischen Verhältnissen der betreffenden Theile vollständig entspricht. Ich verneine diess und ziehe die einfach röhrenförmigen Instrumente, und insbesondere die Wilde'schen oder Gruber'schen Ohrtrichter in jeder Beziehung vor.

Es ist der Unterschied in der Zweckmässigkeit der beiden Instrumente ein sehr wesentlicher, und die Sache selbst, um die es sich hierbei handelt, für die Praxis sehr wichtig, daher wir auf die hier in Frage kommenden Verhältnisse näher eingehen müssen. Worin besteht der winkelige oder gekrümmte Verlauf des Gehörgangs und wie lässt sich dieser am leichtesten ausgleichen und in einen geradlinigen verwandeln? Die hauptsächlichste Krümmung des Gehörgangs, auf welche es im Wesentlichsten allein ankommt, entsteht dadurch, dass die Längsaxen des knöchernen und des knorpeligen Kanals nicht in Einer Geraden liegen, nicht unmittelbare Fortsetzungen von einander sind, sondern dieselben in einem stumpfen, nach unten und vorn offenen Winkel an einander stossen, d. h. der knorpelige Gehörgang verläuft nicht in derselben Richtung, wie der knöcherne Gehörgang, sondern biegt von seinem Beginn an etwas nach unten und nach vorn um, liegt somit tiefer und zugleich mehr nach vorwärts. Diese beiden Theile, der knöcherne und knorpelige Gehörgang, sind nun aber nicht unmittelbar oder durch eine starre unbewegliche Masse mit einander verwachsen, sondern verbunden durch ein dehnbares und lockeres, ziemlich mächtiges häutiges

Fasergewebe, welches dem knorpeligen Gehörgange eine nicht unbeträchtliche passive Beweglichkeit und Verschiebbarkeit verleiht, und kann Jedermann an seinem eigenen Ohre sich davon überzeugen. Es lässt sich somit die durch den winkeligen Zusammenstoss der beiden Theile des Gehörgangs bedingte Krümmung dieses Kanals ausgleichen, wenn man die Ohrmuschel und damit den knorpeligen Gehörgang mit der Hand nach oben und hinten zieht. Dadurch kommt der knorpelige Kanal in dieselbe Richtung mit dem knöchernen zu liegen, und wird hierdurch allein bereits dem Gehörgange in toto ein gerader Verlauf gegeben. Hierzu braucht man eigentlich gar kein Instrument irgend welcher Art, und hat man auf diese Weise, mit der Hand die Muschel nach oben und hinten ziehend, den Ohrkanal gerade gerichtet, so kann man bereits in vielen Fällen die tiefer gelegenen Theile und das Trommelfell beleuchten. Es geht diess namentlich, wenn der Gehörgang auffallend weit und die kleinen Härchen weniger entwickelt sind, die ich vorhin erwähnte. Gewöhnlich stören aber die von der Wand des Gehörgangs ausgehenden Haare zu stark, einmal durch die unmittelbare Lichtabhaltung, dann aber auch durch die Beugungserscheinungen, die sie namentlich bei intensiver Beleuchtung hervorrufen. Der Zweck des in den Gehörgang einzuführenden Instrumentes ist nun, diese kleinen Hindernisse, die Haare, zu beseitigen und an die Wand zu drängen, andererseits uns die allerdings schon durch den Zug der Hand allein ermöglichte Geraderichtung des Gehörgangs zu erleichtern und den knorpeligen Kanal in der ihm gegebenen Richtung nach oben und hinten zu erhalten. Was nun den erstgenannten Zweck betrifft, so wird derselbe jedenfalls von einem soliden, nicht gespaltenen Trichter viel besser und vollständiger erfüllt, als von einem gespaltenen, durch dessen zwei bei Druck immer mehr sich vergrössernde Zwischenräume sich stets die Haare, Epidermisplättchen und Ohrenschmalzstückchen, die an der Wand haften, in das Lumen hineindrängen, und so durch ihren störenden Einfluss den Nutzen des Instrumentes theilweise wieder illusorisch machen. Der zweite Zweck aber des Ohrspiegels, die Erhaltung der bereits durch die Hand vermittelten Geraderichtung des Gehörgangs, wird vermittelst eines soliden Trichters mindestens eben so gut, wenn nicht leichter und mit weniger unangenehmen Empfindungen für den Kranken erreicht, als mit einem gespaltenen Trichter, dessen Seitendruck keinesfalls so gleichmässig vertheilt sein kann. Dagegen sind die einfachen Trichter viel leichter in der ihnen gegebenen Stellung zu erhalten, und zwar durch einen leisen Druck mit dem Daumen derselben Hand, welche auch die Ohrmuschel hält. Man hat somit, wenn einmal die Trichterchen eingeführt sind, die andere Hand ganz frei und kann dabei eine Reihe von kleineren oder grösseren Operationen verrichten, wie sie im Gehörgange sehr häufig nothwendig werden, vom Wegnehmen eines Haares oder Epidermisplättchens bis zum Aetzen oder Abbinden eines Polypen und Eröffnen eines Abscesses im Gehörgang. Anders ist diess beim Gebrauch eines zangenförmigen Kramer'schen Ohrspiegels, der meist beide Hände beschäftigt, die eine zum Halten des Instrumentes, die andere zum Erheben der Ohrmuschel, wobei also alle die genannten Verrichtungen neben der Untersuchung sehr erschwert, wenn nicht unmöglich gemacht sind. Häufig kann man den einfachen Trichter, wenn er gut und tief genug eingeführt ist, ganz sich selbst überlassen, indem er von selbst fest bleibt oder sich nur sehr wenig verschiebt, und man hat dann sogar beide Hände frei — ein Vortheil, der unter manchen Umständen sehr hoch angeschlagen werden muss. Was endlich die Erweiterungsfähigkeit des gespaltenen Ohrspiegels betrifft, so sind alle dafür hervorgehobenen Vortheile illusorisch. Die einzige Stelle, welche als die engste des ganzen Gehörgangs eine geringe Erweiterung bedarf, ist der Eingang dieses Kanals. Nun besteht aber bekanntlich der knorpelige Gehörgang nicht aus einer soliden Knorpelröhre, sondern ist dieselbe ähnlich wie die Trachea nach einer Richtung offen und nur durch häutige Zwischenmasse geschlossen, wie sie auch ferner mehrere kleinere durch Bindegewebe geschlossene Lücken, die *Incisurae Santorini*, besitzt. Es lässt sich somit diesem seinem Baue nach der knorpelige Gehörgang ungemein leicht ausdehnen und erweitern, und braucht man hierzu durchaus kein eigenes Dilatationsinstrument, indem jeder eingebrachte ungespaltene Trichter oder Kegel, welcher nach aussen zu etwas weiter wird, die Wände des Gehörgangs von selbst mehr als nöthig wäre auseinanderhält. Auf diese engste Stelle am Eingang des Gehörgangs allein muss sich jeder Erweiterungsversuch beschränken, indem der Kanal unmittelbar nachher viel geräumiger wird und bald aus unnachgiebigen Knochen besteht. Wer sich daher der Grenze des knöchernen und knorpeligen Gehörgangs nicht genau bewusst ist und den Kramer'schen Ohrspiegel etwas tiefer einführt, wird bei jeder einigermassen ergiebigen Ausdehnung seiner zwei Hälften die knöchernen Wände drücken und so dem Kranken heftige Schmerzen bereiten. Es kommt diess, meiner Erfahrung nach, sehr häufig in der Praxis vor, und erzählen mir Patienten sehr oft, dass ihnen frühere Untersuchungen mit dem zangenförmigen Instrumente sehr schmerzhaft gewesen seien. Diess kann natürlich nicht dem Instrumente selbst, sondern nur dessen ungeeigneter Anwendungsweise zugeschrieben werden. Es ist aber nicht zu bezweifeln, dass man mit dem Kramer'schen Ohrspiegel viel leichter riskirt, dem Kranken Schmerz zu verursachen, als mit den einfachen Wilde'schen Trichtern, und bietet jedenfalls die Erweiterungsfähigkeit desselben für die Untersuchung des Trommelfells und der tieferen Theile des Gehörgangs durchaus keine Vortheile vor einfachen nicht gespaltenen und nicht erweiterungsfähigen Instrumenten. Nur in sehr seltenen Fällen, wo man gerade eine ergiebigere Ausdehnung des Eingangs des knorpeligen Gehörgangs wünscht, wie bei Entfernung von Polypen, die bis in die Nähe der äusseren Ohröffnung wuchern, oder bei Eröffnung von furunculösen Abscessen im vorderen Theile bediene ich mich lieber eines Kramer'schen Ohrspiegels, statt dessen man jedoch in den ebengenannten Fällen auch mit einer starkfedernden Pincette oder einer gewöhnlichen Kornzange die knorpeligen Wandungen auseinanderhalten kann. Für gewöhnlich benutze ich den

Kramer'schen Ohrspiegel nur zur Untersuchung der Nase, und kann man damit in der That ziemlich weit die Nasenhöhle nach den verschiedenen Richtungen zur Anschauung bringen, wenn man seine beiden Hälften möglichst weit auseinanderdrückt, und so den durch häutige und knorpelige Theile beengten Raum so viel als thunlich erweitert.

Von dem Kramer'schen Ohrspiegel existiren eine Menge Arten und Varietäten im Verkehr, von welchen jene die wenigst guten sind, welche ganz spitz zulaufen oder gar einen Wulst an der kleineren Oeffnung besitzen. Ebenso findet man in den Läden der Instrumentenmacher viele höchst unpassend gebaute solide Ohrtrichter, die theils zu eng, theils unförmlich weit und in der Regel im Material zu dick gehalten sind. Häufig besitzen auch sie einen ringförmigen Wulst am dünneren Ende, dessen Zweck einzusehen mir schwer wird, indem man doch nicht vermuthen darf, dass der Arzt dem Patienten absichtlich Schmerz verursachen will. —

Nachdem wir uns nun überzeugt haben, dass die erweiterungsfähigen und zangenförmigen Ohrspiegel keinerlei Vortheile vor den ungespaltenen röhrenförmigen Instrumenten besitzen, im Gegentheil weniger brauchbar und bequem sind, und noch dazu den grossen Nachtheil mit sich bringen, dass sie meist beide Hände in Anspruch nehmen, braucht es keiner besonderen Empfehlung der letzteren, die wir hier nur näher beschreiben wollen. Am passendsten finde ich die kegelförmigen Röhrchen, welche Wilde zuerst im Dublin medical Journal 1844 und später in seinen „praktischen Beobachtungen über Ohrenheilkunde ausführlich beschrieben und abgebildet hat [1]. Wilde sagt daselbst, dass er ein solches Instrument zuerst bei Dr. Gruber in Wien gesehen habe, daher man diese Ohrtrichter eigentlich nach Gruber nennen sollte. Ob sie derselbe auch vor Wilde öffentlich beschrieben hat, kann ich nicht angeben.

Diese Instrumentchen bestehen aus silbernen Röhren, welche abgestumpften Kegeln gleichen; man gebraucht gewöhnlich drei von verschiedenem Kaliber, je nach der Weite des zu untersuchenden Gehörgangs, welche drei Trichterchen sich in einander stecken lassen und in jeder Westentasche bequem Unterkunft finden. Jeder Trichter ist etwa $3\frac{1}{2}$ Centimeter lang, die grössere mit einem schmalen Reifen umgebene Oeffnung hat 15 Millimeter, die kleinere 4, 5 und 6 Millimeter im Durchmesser. Sie müssen sehr dünn und leicht gearbeitet und die kleinere Oeffnung muss sehr gut abgerundet sein, damit sie beim Einführen in den Gehörgang denselben nicht verletzt und excoriirt. Ob sie innen glänzend polirt oder leicht geschwärzt sind, scheint mir ziemlich gleichgültig; mich stört es bei meiner Beleuchtungsart gar nicht, wenn die innere Fläche glänzend ist. Ich nenne diese Instrumente Ohrtrichter, weil ich den Namen „Ohrspiegel" aufgehoben wissen möchte für einen Beleuchtungsapparat des Ohres, von dem ich später sprechen werde.

[1] „Practical Observations on Aural Surgery" (London 1853) p. 61 und in der deutschen Uebersetzung von Dr. v. Haselberg (Göttingen 1855) S. 68.

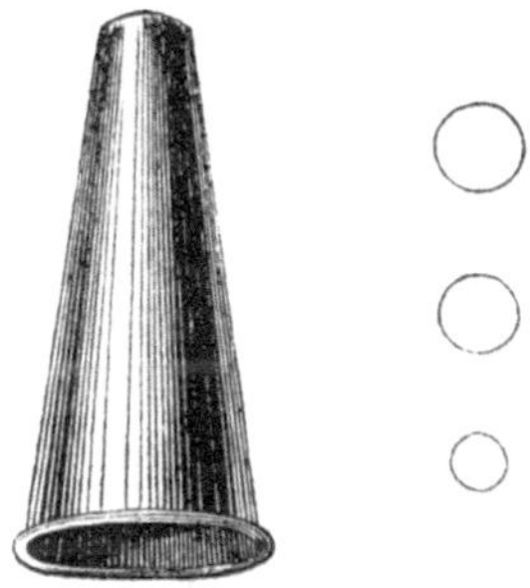

Da ich finde, dass diese höchst brauchbaren Instrumentchen in Deutschland zumal, ihrer eigentlichen Heimath, am wenigsten bekannt sind, so füge ich eine Zeichnung des stärksten der drei Trichter und von sämmtlichen den Umfang der kleineren Oeffnung bei. Es sind die Maasse genommen nach meinen eigenen Trichtern, die ich selbst in Dublin kaufte und die somit nach Wilde's Angaben gearbeitet sind.

Wenn ich dieselben benutzen will, ziehe ich zuerst mit der einen Hand die Ohrmuschel etwas nach hinten und oben, und nachdem so die Krümmung des Gehörgangs ausgeglichen ist, führe ich das Röhrchen unter leichten Drehbewegungen so weit ein, als es nothwendig ist und ohne jede Gewalt geschehen kann. Ist das Trichterchen eingeführt, so wird die zweite Hand überflüssig, und der Daumen derselben Hand, welche mit Zeige- und Mittelfinger den oberen Theil der Ohrmuschel zwischen sich fasst und leicht hinauf- und zurückzieht, rückt nun unter den unteren Rand der äusseren Trichteröffnung. Auf diese Weise wird der Trichter und zugleich der knorpelige Gehörgang in gleicher Richtung erhalten, und durch leisen Druck des Daumens kann man nun das Instrument nach verschiedenen Richtungen drehen und wenden, um das ganze Trommelfell und die einzelnen Theile des knöchernen Gehörgangs genau zu besichtigen. Solche Bewegungen des Röhrchens sind natürlich nothwendig, indem das Trommelfell um ein Wesentliches grösser ist, als die kleine Oeffnung selbst des grössten Trichters, und man daher nie das ganze Trommelfell auf einmal zur Ansicht bekommt. Zieht man endlich das Instrument langsam aus dem Gehörgang heraus, so kann man hierbei jeden einzelnen Theil des Ohrkanals und seiner Wandungen bis zur Ohröffnung genau Revue passiren lassen. Alle diese Bewegungen beim Einführen des Röhrchens und nachher werden nur dann irgendwie schmerzen, wenn sie nicht vorsichtig und unter langsamen Drehbewegungen, sondern stürmisch und mit Gewalt ausgeführt werden. Da der Gehörgang mancher Personen sehr empfindlich ist gegen kaltes Metall, und diese dadurch unangenehm berührt, gleichsam erschreckt werden, so pflege ich vor dem Einführen die Trichterchen stets etwas anzuhauchen, um sie einigermassen zu erwärmen. Bei entzündlichen Zuständen des Gehörgangs und Schwellung seiner Wände bediene man sich natürlich stets der engsten Trichter und sei doppelt behutsam.

Unumgänglich nothwendig ist bei der Untersuchung des Ohres noch ein Instrument, um Epidermisplättchen, Ohrenschmalzklümpchen, Haare und dergleichen kleine Hindernisse wegzuschaffen, die sich beim Einführen oder beim Bewegen des Trichters leicht und oft vor seine kleinere Oeffnung legen, und so die Aussicht in die Tiefe beengen und stören. Man benutze entweder eine Knopfsonde oder besser eine Hakenpincette mit dünnen und langen Branchen, die am besten knieförmig zu dem Körper der Pincette gebogen sind, damit man sich nicht mit der Hand im Lichte steht. Wenn man auf diese Weise die kleinen fremden Körper wegnimmt oder an die Wand des Gehörgangs andrückt, damit sie nicht weiter geniren, so hüte man sich sehr vor jeder stärkeren Berührung der letzteren, welche ungemein empfindlich ist. Auch unterlasse ich nie, wenigstens bei empfindlicheren Personen oder Neulingen ein Ruhighalten des Kopfes dringend anzuempfehlen, sobald ich mit Pincette oder Sonde durch den Trichter eingehe, damit nicht eine Reflexbewegung des Kopfes entstehe, wenn die Gehörgangswand auch noch so leise berührt wird. — Ist etwas flüssiges Secret in der freien Ansicht der Theile hinderlich, so nimmt man dasselbe am besten mit einem feinen Tuschpinsel weg, den man auf die Pincettbranchen aufsteckt und so durch den Ohrtrichter, natürlich unter fortwährender controllirender Beleuchtung des Ohres, einführt. Erst bei grösseren Mengen Secrets gehe ich zum Ausspritzen des Ohres über, indem selbst das gelindeste Ausspritzen stets eine gewisse Congestion der Theile, eine stärkere Injection der Gefässe hervorbringt.

Ganz brauchbar sind auch die ovalen und mehr cylindrischen Röhrchen, welche man in Oesterreich vielfach in Gebrauch findet und, als von Professor Arlt abstammend, die Arlt'schen Ohrtrichter genannt werden. Nur sind sie zu manchen Vornahmen zu enge und sind sie gewöhnlich zu dick im Material gearbeitet. — Passender sind die von Toynbee angegebenen Ohrtrichter (Lancet, October 5, 1850), deren grössere Oeffnung weiter, und deren engerer Theil cylindrisch zuläuft und, der ovalen Bildung des Gehörgangs entsprechend, oval geformt ist. —

Nachdem wir nun gesehen haben, auf welche Weise man am besten den Gehörgang gerade richtet und die weiteren Hindernisse beseitigt, welche unserem Auge und dem Lichte den Zutritt zu den tieferen Theilen des Gehörgangs für gewöhnlich erschweren oder unmöglich machen, kommen wir zur weit wichtigeren Frage: auf welche Weise leiten wir Licht in diese wegen ihrer Tiefe und Enge wenig beleuchtete Region? auf welche Weise beleuchten wir Gehörgang und Trommelfell?

Ich sage „die weit wichtigere Frage." Der am meisten in Gebrauch stehende zangenförmige Ohrspiegel ist viel weniger praktisch und weniger bequem als der Ohrtrichter, mit Einem Worte er erschwert die Untersuchung, aber man kann doch wenigstens mit ihm untersuchen, er macht die Untersuchung nicht absolut unmöglich. Wollen wir sehen, was wir in dieser Beziehung von den bisher üblichen Beleuchtungsmethoden des Ohres sagen müssen.

Gewöhnlich benutzt man zur Beleuchtung des Gehörgangs und Trommelfells das Sonnenlicht, oder helles Tageslicht, das man unmittelbar durch den Ohrtrichter in den Gehörgang des am Fenster sitzenden Patienten hineinfallen lässt, während der zwischen Fenster und Kranken stehende Arzt die so beleuchteten Theile möglichst genau zu sehen trachtet. Diese allgemein gebräuchliche Methode, welche auch in allen

Lehrbüchern der Ohrenheilkunde als die beste empfohlen wird, leidet nun an sehr grossen Mängeln, vor Allem sieht man damit häufig nicht genügend scharf und richtig; sie ist ferner sehr unbequem, und endlich lässt sie sich unter vielen Verhältnissen gar nicht anwenden.

Unter die günstigsten Verhältnisse für die Untersuchung des Trommelfells erklären sich die meisten Ohrenärzte dann versetzt, wenn sie das unmittelbare Sonnenlicht in den Gehörgang fallen lassen, diesen und Trommelfell somit direct durch die Sonnenstrahlen beleuchten können. Nun frage ich, benutzen wir im gewöhnlichen Leben das direct auffallende Sonnenlicht, wenn wir einen kleinen Gegenstand mit sehr zarten Farbennüancen und feinen Formverschiedenheiten genau beleuchten und scharf in allen seinen Einzelheiten betrachten wollen? Gewiss nicht, denn es lehrt uns die tägliche Erfahrung, dass das Sonnenlicht viel zu grell, zu blendend ist, um kleinere Unterschiede z. B. an einem Gemälde in Schatten und Licht, in Ton und Farbe noch zur Geltung kommen zu lassen; wir vermeiden sogar zu solchen Zwecken allenthalben möglichst das Sonnenlicht. Wie uns diess von jeher die Beobachtung im gewöhnlichen Leben lehrt, so giebt es auch jede Schrift über angewandte Optik als angenommene Thatsache an, dass directes Sonnenlicht sich weniger für die Beleuchtung eignet, als das gebrochene, das diffundirte Licht. Das erstere, als Licht aus unendlicher Ferne mit parallelen Einfallswinkeln auf den Gegenstand auffallend, hat grosse Neigung, wieder regelmässig zu reflectiren, und dadurch Glanz und Schatten, Form- und Farbenverhältnisse zu verstecken, man muss daher bei directer Sonnenbeleuchtung eines Gegenstandes gewöhnlich erst bestimmte Richtungen aufsuchen und ausprobiren, in denen man ihn scharf und gut sehen kann, während das diffuse Licht fast immer bei jeder Stellung Farbe und Gestaltung zur richtigen Geltung kommen lässt. Es darf uns daher nicht wundern, wenn Kramer das normale Trommelfell, welches perlgrau und leicht durchscheinend ist, für „völlig farblos und durchsichtig" (S. 316 seiner Ohrenkrankheiten), Erhard dasselbe für „glashell" erklärt; denn bei directer Sonnenbeleuchtung werden wir von allen feineren Verhältnissen in Farbe und Form des Trommelfells keine deutliche Anschauung gewinnen können, und sehr richtig bemerkt Voltolini (Deutsche Klinik 1859 S. 357): „Betrachten wir im hellsten Sonnenlichte ein gesundes Trommelfell, so ist der Glanz so stark, dass wir nicht einmal eine genaue Ansicht von der Concavität desselben erlangen."

Welch eigenthümliche und verwickelte Rücksichten diese wandernde Lichtquelle, die Sonne, uns in der Haltung des zu untersuchenden Kopfes auferlegt, können wir am besten sehen aus M. Frank's Lehrbuch der Ohrenkrankheiten (Erlangen 1845), wo derselbe, S. 44, eine Reihe von Vorschriften darüber angiebt, von denen er selbst sagt: „diese Vorschriften sind wesentlich, und ohne sie zu kennen, ist es nicht möglich, ohne zu tappen, das Ende des Gehörganges und das Trommelfell zu besichtigen." Es wird nun weitläufig angeführt, wie viel und wie wenig zu jeder einzelnen Tageszeit der Kopf der Patienten geneigt werden müsse, damit die zu verschiedenen Stunden in verschiedenen Richtungen auffallenden Sonnenstrahlen genau in den Gehörgang eindringen können. Will man das Sonnenlicht stets zur Beleuchtung des Ohres verwenden können, so versteht es sich von selbst, dass dem Arzte stets mehrere auf der Sonnenseite liegende Zimmer zu Gebote stehen, damit er zu den verschiedenen Tageszeiten dem Laufe der Sonne mit seinen Pat. folgen kann. Zur Vereinfachung empfiehlt Wilde, man solle seine Ohrenkranken, wo möglich, immer in den Stunden zwischen eilf und drei Uhr untersuchen. Dass diess sämmtlich Rücksichten sind, die zur Bequemlichkeit und allgemeinen Brauchbarkeit dieser Beleuchtungsweise keineswegs beitragen, erhellt wohl ohne weitere Auseinandersetzung.

Weit leichter und besser lässt sich eine genaue Besichtigung des Trommelfells bei hellem aber diffusem Tageslichte ausführen, das man durch den Ohrtrichter in den Gehörgang fallen lässt. Allein auch mit dieser Beleuchtungsart sind — natürlich gemeinsam mit der beim Sonnenlichte — eine Reihe von Missständen verbunden, welche ihre allgemeine Anwendbarkeit erschweren, ja sie häufig gar nicht zur Ausübung kommen lassen.

Einmal muss natürlich jeder Kranke, der auf diese Weise untersucht werden soll, an's Fenster sich begeben können, damit eine genügende Menge von Tageslicht in den Gehörgang hineingeleitet werden kann. Bettlägerige Kranke werden daher in den wenigsten Fällen einer Untersuchung unterworfen werden können. Man bedenke aber, wie häufig gerade Ohrenleiden, und gerade der gefährlichsten Art, mit anderen Allgemein-Erkrankungen zusammen vorkommen, sei es, dass das Allgemeinleiden Folge der Ohraffectionen, wie encephalitische und meningitische Processe, Thrombosen der Gefässe [1]) etc., nicht selten auf vernachlässigte Otorrhöen folgen, sei es, dass das Ohr secundär in Folge von Scharlach oder Masern, von Typhus oder Tuberculose erkrankt ist [2]). Gerade in solchen Fällen ist es aber häufig sehr wichtig, eine exacte auf vorhergehende Untersuchung des Ohres gestützte Diagnose zu stellen, und wird man diess meist nicht im Stande sein, weil man nach der bisher üblichen Methode bei einem im Bette liegenden, vom Fenster etwas entfernt gelagerten Kranken das Ohr nicht zu beleuchten vermag. —

Das Fenster, an dem eine solche Beleuchtung des Ohres vorgenommen wird, muss hell und günstig, d. h. möglichst frei gelegen sein. Wo das Gegenüber nicht offener Himmel, sondern ein Gebäude ist, also in allen irgendwie engen Strassen, in Zimmern zur ebenen Erde, möchte eine solche Untersuchung doppelt schwierig, wenn nicht unmöglich sein. Sehr misslich ist hierbei immer die Stellung des Arztes, zwischen Fenster und Pat., wodurch der Kopf des Arztes sehr leicht zwischen Licht und Ohr kommt und er sich so leicht Schatten macht, was um so

[1]) S. meine „anatomischen Beiträge zur Ohrenheilkunde" in Virchow's Archiv XVII. Bd., und zwar Section V. u. IX. mit den daran geknüpften Bemerkungen.

[2]) S. ebendaselbst, namentlich Section I., XV. und XVI.

eher sich ereignet, wenn der Arzt nur einigermassen kurzsichtig ist. Letzterer Uebelstand wird sich wohl bei grosser Uebung vermeiden lassen, gewiss ist, dass bei weniger Geübten, also den meisten Praktikern, gerade das Schattenmachen mit dem eigenen Kopfe das Misslingen der Untersuchung des Ohres sehr häufig bedingt, auch wenn sonst alle Umstände dieser Vornahme günstig wären. Nicht zu vermeiden ist dagegen, dass der Kopf des Arztes nie anders als in einer gewissen Entfernung von dem zu untersuchenden Trommelfell sich halten darf, daher sehr feine und kleine Veränderungen an dieser Membran auch dem Scharfsichtigsten entgehen müssen und er sich stets nur auf die gröberen Wahrnehmungen beschränkt sieht. Unser Auge kann eben Gesichtsobjecte von gewisser Kleinheit nur in einer gewissen Nähe wahrnehmen, weil diese sonst Netzhautbilder erzeugen, welche jenseits der Grösse, resp. Kleinheit, derjenigen liegen, die für uns noch isolirte Eindrücke vermitteln.

Vor Allem haben wir aber nicht immer über helles Tageslicht zu gebieten, und es können somit in den Wintermonaten, besonders in dem an trüben, nebeligen und regnerischen Tagen so reichen Klima von Deutschland und England oft Wochen vergehen, bis ein Tag hell genug ist, für die Vornahme einer genauen Untersuchung des Ohres. Diess ist natürlich ein Uebelstand, der ganz allein schon die Einführung einer anderen, vom Wetter unabhängigen Methode verlangt und zur dringenden Nothwendigkeit macht. Denn wie kann von einem ungehemmten Betreiben von Ohrenpraxis, wie von einer fortlaufenden genauen Ueberwachung und Controllirung der einzelnen Krankheitsfälle die Rede sein, wenn wir nicht täglich und zu jeder Stunde die Mittel dieser Ueberwachung in der Hand haben und nicht stets die Untersuchung des Ohres vornehmen können, sondern uns häufig gezwungen sehen, unsere eigenen Beobachtungen wie die Kranken auf besseres Wetter zu vertrösten? Der Specialist, der Ohrenarzt, den die Pat. im Hause aufsuchen, kann sich hierbei in manchen Fällen wenigstens etwas behelfen. Einmal wird er die Stunden für seine Kranken bestimmen, an welchen es noch am häufigsten hell ist, dann können die Pat. im Vorzimmer warten, bis die allerdunkelsten Wolken etwa vorübergegangen sind; allein wie geht es dem Praktiker, der in der Stadt von Haus zu Haus, wer gar auf dem Lande von Dorf zu Dorf eilt? Mit dem besten Willen, einen Kranken zu untersuchen, kann er diess nicht ausführen, weil die Wolken gerade zu trüb oder weil es gerade regnet und er nicht warten und seine übrige Praxis vernachlässigen kann, bis es dem Himmel gefällt, wieder freundlich auf ihn und sein Beginnen herabzublicken. Während ich diess schreibe, Anfang Februar 1860, haben wir in Würzburg kaum Einen Tag seit 4 Wochen gehabt, der ununterbrochen hell genug gewesen wäre zum Untersuchen des Ohres mittelst Tageslicht, an den meisten Tagen war aber keine halbe Stunde günstig genug, um in der einfachen natürlichen Weise, durch Tageslicht das Trommelfell genügend beleuchten zu können. Was hätte ich nun mit den zahlreichen Kranken beginnen können, welche während dieser

Zeit, theilweise aus grösserer Entfernung hierher kamen, um meinen Rath und meine Ansicht über ihr Ohrenleiden zu hören, nach welchen Anhaltspunkten hätte ich die Behandlung derer, welche täglich zu mir kommen, weiter leiten können, wenn mir nicht fortwährend, trotz des ungünstigsten Wetters, trotz Schnee und Sturm, die Mittel zu Gebote stünden, das Ohr der Neuangekommenen wie der älteren Patienten stets gleich gut untersuchen und beleuchten zu können? Gerade jetzt, in dieser katarrhalischen Jahreszeit, kommen am allerhäufigsten acute und bedenkliche Erkrankungen des Ohres vor; ich begreife nicht, wie ich seit mindestens 4 Wochen Einen Fall hätte diagnosticiren und somit erfolgreich behandeln können, wenn ich mit meiner Untersuchungsmethode auf die Gunst des Himmels allein angewiesen wäre?

Dieser grosse Mangel, die Abhängigkeit der Beleuchtung des Ohres vom Wetter, wurde natürlich schon längst gefühlt, und man suchte sich von den verschiedensten Seiten durch Construction von Vorrichtungen zu helfen, die bei Fehlen von günstigem Tageslicht eine künstliche Beleuchtung schaffen sollten. Ein englischer Militärchirurg, Archibald Cleland, derselbe, welcher zuerst die Einführung des Katheters durch die Nase lehrte (1741), neunzehn Jahre, nachdem der bekannte Postmeister Guyot von Versailles den ersten Vorschlag des Katheterismus der Tuba, indessen durch den Mund, gemacht, gab auch den ersten künstlichen Beleuchtungsapparat für die Untersuchung des Ohres an, und sind alle seitdem gefolgten keine sonderlichen Verbesserungen der ursprünglichen Cleland'schen Erfindung. Er empfahl eine mit einem Handgriff versehene Convexlinse von 3″ Durchmesser, deren Mitte gegenüber ein Wachslicht angebracht ist, und liess nun die durch die Sammellinse concentrirten Strahlen des Lichtes in den Gehörgang fallen. Jedenfalls eine für die damalige Zeit ganz geniale Idee! Bozzini, 66 Jahre später, brachte statt der Linse einen Hohlspiegel hinter der Kerze an, und gleicht sein 1807 bekannt gemachter „Lichtleiter" im Wesentlichen den noch heute von Toynbee in London, Triquet in Paris und Erhard in Berlin gebrauchten Apparaten. Es sind diess sämmtlich central durchbohrte Hohlspiegel, vor welchem Triquet eine, Erhard zwei Wachskerzen, letztere seitlich angebracht hat, während Toynbee's Vorrichtung in einem grossen Hohlspiegel mit Gasbrenner besteht, welcher Brenner durch einen langen Gummischlauch mit der Gasröhre des Zimmers verbunden ist. Deleau in Paris empfahl (1823) eine zwischen zwei Hohlspiegel angebrachte Wachskerze, deren mittelst des ersten gesammelte Strahlen durch das Loch des zweiten Spiegels in das Ohr geleitet werden sollten. (Eine andere von Deleau ausgehende Vorrichtung, eine Biconvexlinse in einem Gestelle, gehört zur Concentrirung der Sonnenstrahlen.) Der wackere Schotte Buchanan (1825) setzte den Bozzini'schen „Lichtleiter," Hohlspiegel mit Kerze, in einen Kasten und brachte vor diesem eine Röhre mit zwei biconvexen Linsen, also ein vollständiges astronomisches oder Kepler'sches Fernrohr an, beleuchtete damit das Ohr der Menschen und nannte das Ganze „Inspector auris." Kramer in Berlin (1836) änderte diesen

Inspector auris dahin, dass er statt der Wachskerze eine Argand'sche Lampe setzte und das astronomische Fernrohr grösser machte, d. h. weiter auszog und nannte ihn „Erleuchtungsapparat für den Gehörgang.“ Weitere, oft sehr ingeniös ausgedachte Apparate (wie der von Jordan in Manchester und von Warden etc.) zu demselben Zwecke wollen wir hier der Kürze wegen übergehen.

Diese Apparate zur künstlichen Beleuchtung des Ohres, von denen die älteren fast sämmtlich abgebildet und ausführlich beschrieben, sind in dem grossen Handbuche der Ohrenheilkunde von Linke (Leipzig 1845) und zwar Taf. I. des zweiten Bandes und ebenso in M. Frank's Ohrenheilkunde, S. 45—48, sind natürlich alle mehr oder weniger complicirt, theilweise schwerfällig und schwer zu transportiren. Manche davon werden wohl kaum von ihren eigenen Erfindern als praktisch erkannt worden sein, und möchte man ihnen gegenüber fast jenen alten von Fabricius ab Aquapendente vor fast 300 Jahren gemachten Vorschlag brauchbarer finden, nach welchem man hinter eine mit Wasser gefüllte Flasche eine Kerze stellt und die so concentrirten Strahlen derselben in's Ohr fallen lässt. (Man könnte hierzu solcher Glaskugeln sich bedienen, wie sie die Schuster zu ihren nächtlichen Arbeiten benutzen.) Den wichtigsten Einwand, den man aber gegen alle diese Beleuchtungsapparate erheben muss, ist der, dass man es stets mit künstlichem, nicht rein weissem Lichte zu thun hat, welches der natürlichen Farbe der Theile etwas Fremdartiges beifügt und so uns deren wahre Beschaffenheit nicht recht erkennen lässt. Manche derselben blenden ferner den Untersucher selbst durch die Nähe des Lichtes, welches dem Auge des Arztes gerade gegenüber zu stehen kommt, und trifft diess auch den erwähnten Apparat Toynbee's; mit anderen riskirt man stets die Haare der Kranken in Brand zu stecken, wenn dieselben etwas weiter vom Kopfe abstehen.

Eine sehr einfache und verhältnissmässig sehr practische Vorrichtung zur künstlichen Erleuchtung des Gehörgangs hat Menière [1]) beschrieben, überhaupt einer der ruhigsten und gründlichsten Beobachter, die sich je mit Ohrenheilkunde abgegeben, von dem ich bedauere, dass er sich nicht mehr intensiver mit dieser Specialität beschäftigt, der er schon als Arzt des grossen Taubstummen-Instituts in Paris angehört. Er hält eine Wachskerze vor einem silbernen Löffel so in der Hand, dass das von der Aushöhlung des Löffels zurückgeworfene Licht gerade in den Gehörgang fällt. Oder er stellt die Wachskerze auf den Tisch und giebt nun dem Kopfe des Kranken nach Einführung eines innen stark glänzenden Kramer'schen Ohrspiegels eine solche Stellung, dass die lichtstrahlende Kerze von der polirten Innenfläche des Instrumentes auf das Trommelfell reflectirt wird. „Un peu d'exercice a bientôt appris le degré d'inclinaison qu'il faut donner à l'instrument. Le procédé est utile, surtout en hiver et lorsque le temps est brumeux.“

In der allerneuesten Zeit (Virchow's Archiv 1859. Bd. XVII.

[1]) Dessen französische Uebersetzung von Kramer's Ohrenkrankheiten. Paris 1848. p. 495.

S. 193) hat Kreisphysikus Voltolini in Falkenberg in Schlesien einen „Erleuchtungsapparat zur Untersuchung kranker Ohren, auch anderer Höhlen des menschlichen Körpers“ angegeben, welcher in Bezug auf die weisse Farbe des Lichtes hinter dem Sonnenlichte nicht zurückbleiben soll, daher der Erfinder ihn auch „eine Sonne en miniature“ nennt. Diese sonnengleiche Beleuchtung kommt dadurch zu Stande, dass man Sauerstoffgas in eine brennende Mitscherlich'sche Aetherlampe einströmen lässt, welche mit Photadyl gefüllt ist. Es wird dadurch „ein blendend weisses, dem Auge unerträglich helles Licht erzeugt, das so intensiv ist, dass man des Abends auf fast 30′ noch die feinste Schrift lesen kann.“ Um die Wirkung dieses Lichtes noch zu erhöhen, stellt Voltolini hinter der Lampe auf einem Stativ einen Hohlspiegel auf von übersilbertem Kupfer, der das Licht dann gerade in den Gehörgang wirft. Der Apparat wird im Rücken des Arztes aufgestellt in entsprechender Höhe und man untersucht nun vermittelst des Ohrspiegel „wie beim Sonnenlicht.“ Diese Miniatursonne ist sehr ingenös ausgedacht, und hat Voltolini auch alle Angaben gemacht, wie man sich am einfachsten und wohlfeilsten Alles verschaffen kann. Nun habe ich einmal einzuwenden, ob denn dieses „dem Auge unerträglich helle Licht“ nicht wirklich zu grell ist und mindestens alle jene Nachtheile hat, die vorhin vom wahren Sonnenlichte, theilweise nach Voltolini selbst, angegeben wurden? Das müsste die Erfahrung geben, aber Eines weiss ich jetzt schon. Diese Miniatursonne lässt sich gut herstellen, wenn man hier und da einen Ohrenkranken untersuchen muss, wenn ich aber, der ich manchmal an einem Vormittage 12—18 Kranke untersuche, und, wie ich pflege, jedes Ohr mindestens zweimal, einmal vor und einmal nach der Behandlung, dem Katheterismus, dem Einspritzen u. s. w., so fürchte ich, wäre das Bereiten des nöthigen Sauerstoffes doch etwas zu zeitraubend, selbst wenn man in dergleichen chemischen Arbeiten von den Studentenjahren her ziemlich geübt ist. Uebrigens braucht man ja keineswegs so viele Umstände, und rathe ich Hrn. Voltolini, einmal zu versuchen, ob er nicht eine genügend helle Beleuchtung bekömmt, wenn er einfach mit seinem übersilberten Kupfer-Hohlspiegel das gewöhnliche, selbst trübe Tageslicht in den Gehörgang wirft. Ich möchte es fast vermuthen, und liesse sich ein genügender Beleuchtungsapparat jedenfalls schaffen, wenn er den Spiegel nach den späteren Angaben umarbeiten liesse oder statt seiner einen passenden Glasspiegel setzte. Es fiele dabei der ganze Sauerstoff-Photadyl-Apparat weg und diese Vereinfachung wäre doch sehr gross. Sehr brauchbar mag dieser Apparat bei laryngoskopischen Untersuchungen sein, wo man sehr intensives Licht nöthig hat, und muss ich die Frage aufstellen, ob man dergleichen Beleuchtungsvorrichtungen nicht mit grossem Vortheile, z. B. bei Operationen von Blasen-Scheidenfisteln verwenden könnte, wo man mit ungenügender Ansicht der oft tief liegenden Fistelwunden so häufig zu kämpfen hat. —

Die bisher übliche Methode der Beleuchtung des Ohres mit Sonnen- oder Tageslicht erweist sich somit als eine durchaus unzulängliche. Einmal sieht man mit ihr nicht einmal genügend scharf und gut, dann aber ist sie höchst unbequem und gehören immer eine ganze Reihe und ein Zusammentreffen günstiger Umstände dazu, um sie überhaupt in Anwendung zu bringen, und den Zweck, wenn auch selbst nothdürftig, zu erreichen. Vor Allem darf hierzu das Wetter nicht trüb sein, der Kranke muss an's Fenster gebracht werden können, dieses muss günstig und frei gelegen sein, der Arzt darf nicht kurzsichtig sein u. s. w. Nun frage ich aber, verdient eine Methode den Namen einer guten und brauchbaren, welche nur unter gewissen günstigen Verhältnissen anwendbar und die daher sehr häufig gar nicht zur Ausführung kommen kann? Nein, gewiss nicht; und bei den grossen Schwierigkeiten, die diese höchst unvollkommene Untersuchungsweise leitet, dürfen wir uns nicht wundern und es den Aerzten nicht verdenken, wenn sie bis jetzt die Untersuchung des Ohres so wenig allgemein betreiben, ja eigentlich so allgemein vernachlässigen. Man denke sich nun in die Lage eines den ganzen Tag ausser Haus beschäftigten practischen Arztes, und man wird finden, dass für ihn nur selten alle jene Umstände sich vereinigt finden, welche für Anwendung einer solchen Methode nothwendig sind, und über welche selbst der Specialist sich häufig genug nicht hinwegsetzen kann, auch wenn er in seinem eigenen, besonders gewählten und eingerichteten Zimmer untersucht. Die künstlichen Beleuchtungsapparate endlich, dieser Nothbehelf, konnten, selbst abgesehen von der unrichtigen Färbung, die sie den Gegenständen verleihen, nicht einmal bei den Specialisten sich irgend allgemeinere Geltung verschaffen, für die gewöhnlichen Praktiker haben sie nie die geringste Bedeutung gehabt. —

Nun haben wir Eingangs dieser Betrachtungen gefunden, dass die mangelhafte Entwicklung der Ohrenheilkunde, als Wissenschaft, wie die wenig achtungsvolle Stellung, welche sie in der Meinung des ärztlichen und des Laienpublicums einnimmt, wesentlich von dem Umstande abhängen, dass die wenigsten Aerzte bis jetzt in irgend genügender Weise das Ohr zu untersuchen vermögen. Daran sind aber keineswegs die Aerzte Schuld, sondern, wie wir eben gesehen haben, die bisher üblichen Methoden. Es ist eine Verläumdung, gegen die ich mich entschieden erhebe, wenn man so häufig sagt, die Praktiker wären besonders indolent gegen Alles, was Ohrenkrankheiten beträfe. Ich finde diess bei der überwiegenden Mehrzahl der Collegen, mit denen ich es zu thun habe, durchaus nicht, und kann mich oft davon überzeugen, dass die meisten Aerzte das eine oder andere Instrument zum Untersuchen des Ohres besitzen, ja, muss mich manchmal wundern, wie viele neuere oder ältere ohrenärztliche Schriften Mancher von ihnen sein eigen nennt. Der Wille und der Bildungstrieb fehlt somit seltener, als die Möglichkeit, mit den Instrumenten und dem Gelesenen etwas Erkleckliches anzufangen. Wenn aber die Collegen die sich fortwährend widersprechenden und häufig nicht genügend begründeten Ansichten der ohrenärztlichen Autoren mit Misstrauen betrachten, und sich von dem streitsüchtigen Hochmuth und dem Unfehlbarkeitsgefühle des Einen ebenso wenig angezogen fühlen, als von dem leichtfertigen und schwindlerischen Gebahren Anderer, so kann ich das Keinem verdenken. Man überzeuge die Aerzte, dass es Einem Ernst ist um die Sache und Wissenschaft, zeige, dass man gründlich gearbeitet und redlich gestrebt habe, bevor man an die Oeffentlichkeit tritt, kurz, man verbessere die wissenschaftliche Stellung der Ohrenheilkunde auf würdige Weise, so wird die moralische Achtung dieser Specialität und ihrer Vertreter von selbst sich heben. Vor Allem muss aber eine gute allgemein und stets brauchbare Methode der Untersuchung des Ohres den Aerzten gegeben werden, damit Jeder selbst sich ein Urtheil bilden könne und nicht mehr im Finsteren tappe; dann werden auch die nur probirenden Behandlungsweisen verschwinden, und mit der Sicherheit im Beurtheilen und im Behandeln wird das Vertrauen und die Achtung, wie der Fortschritt, von selbst sich einstellen.

Ohne bessere Untersuchungsmethode ist kein Fortschritt in der Ohrenheilkunde möglich [1]). Dieser Satz entwickelte sich in mir immer fester, je mehr ich neben meinen augenärztlichen Studien Interesse an den Krankheiten des Gehörorgans gewann, und gestaltete sich zum Fundamentalsatz und Ausgangspunkt meines

[1]) Es ist wohl bisher noch Niemanden eingefallen, daran zu zweifeln, dass die erste und nothwendigste Bedingung, um in Ohrenkrankheiten überhaupt eine Diagnose stellen zu können, die objective Untersuchung des Ohres, namentlich mit dem Ohrspiegel sei. Wenn daher Erhard (Prager Vierteljahrsschrift 1858. II. S. 79) erklärt: „Der Ohrenspiegel wird uns nur wenig für die Diagnose der Schwerhörigkeit liefern, denn mit dem Trommelfell ist ja sein Reich zu Ende, während das Reich der Töne erst mit dem Steigbügel beginnt; auch der Katheter ist als Diagnosticon äusserst unwichtig etc." — so hängt diess mit der ganz eigenthümlichen wissenschaftlichen Stellung dieses Ohrenarztes zusammen, welcher unsere Specialität hauptsächlich mit Hülfe seiner schöpferischen und fruchtbaren Phantasie zu bereichern sucht. Ich erinnere hier nur an seine Entdeckungen im Gebiete der Krankheiten des Labyrinths und des *N. acusticus*, über deren rein poetischen Charakter sich bereits Virchow in der Gesellschaft für wissenschaftliche Medicin zu Berlin sehr entschieden aussprach (siehe Deutsche Klinik 1859 S. 113). Auf eine Reihe anatomischer und physiologischer Anschauungen durchaus origineller Art, welche derselbe in seiner neuesten Leistung, der „rationellen Otiatrik" (Erlangen 1859), zum Besten giebt, können wir hier nicht eingehen; ich will nur eine anführen, die recht deutlich zeigt, wie Erhard die Untersuchungen mit dem Ohrspiegel vornimmt, und warum sie ihm, aber auch nur ihm, „so wenig für die Diagnose der Schwerhörigkeit liefern." Erhard spricht nämlich an mehreren Stellen von der Lage des Hammergriffs im Trommelfell, dass derselbe schräg in demselben von hinten nach vorn verlaufe, und bildet diess auch S. 207 und S. 225 ganz deutlich ab. Nun weiss jeder Mensch, der nur einmal ein Trommelfell am Lebenden oder am Cadaver mehr als oberflächlich angesehen, dass die Sache sich gerade umgekehrt verhält, nämlich der Hammergriff schief von vorn nach hinten im Trommelfell verläuft. Diese Sache wäre an und für sich nicht sehr bedeutend, allein wenn man dasselbe mehrmals in derselben Weise erwähnt und abbildet und daneben eine Reihe nicht minder grober anatomischer Originalitäten zu Tage bringt, so giebt uns diess eben den richtigen Maassstab, um über die Gründlichkeit eines Autors und die wissenschaftliche Berechtigung seiner Beobachtungen und Ansichten überhaupt ein Urtheil zu fällen.

Strebens, je mehr sich in mir der Vorsatz befestigte, der Bearbeitung dieser Specialität vor Allem meine Kräfte zu widmen und sie als meine vorzügliche Lebensaufgabe zu erkennen. In Deutschland fand ich nirgends eine Gelegenheit, irgendwie Nennenswerthes über die Erkrankungen des Gehörorgans zu sehen und zu hören. Aus den Schriften Toynbee's und Wilde's schloss ich, dass in England und Irland diess in höherem und reichlicherem Maasse möglich wäre. Ich habe reichlich Ursache, auch in dieser Beziehung mit einem längeren Aufenthalte in Grossbritannien zufrieden zu sein [1]). Aber bereits in Dublin bei Wilde wurde es mir klar, dass jeder weitere Fortschritt in der Ohrenheilkunde beginnen müsste mit einer Verbesserung und Aenderung der bisher üblichen Untersuchungsmethode des äusseren Ohres, indem dieselbe selbst bei dem südlichen Klima und dem heiteren, selten anhaltend trüben Himmel Irlands [2]) noch eine Reihe von Mängeln und eine gewisse beschränkte Brauchbarkeit zeigte. Dass künstliche Beleuchtung auf der andern Seite keineswegs dem geforderten Zwecke entspricht, musste ich mir in London sagen, wo Toynbee einmal des häufig trüben und nebeligen Himmels wegen, dann, weil er sowohl in St. Mary-Hospital als in seiner Privatwohnung zu ebener Erde untersuchte, in Zimmern, denen nicht genügend freier Himmel zu Gebote stand, sich jenes Hohlspiegels und des Gaslichtes bediente, deren ich schon oben erwähnte.

Welche Ansprüche sind nun an eine gute und allgemein brauchbare Untersuchungsmethode des Ohres zu machen? und auf welche Weise kommt man diesen Bedingungen am besten nach? Das waren die Fragen, die ich mir selbst stellte, unbefriedigt von allen mir bisher bekannt gewordenen Untersuchungsweisen. Dass der einfache ungespaltene Ohrtrichter, und namentlich die Instrumentchen, die ich täglich bei Wilde anwandte und anwenden sah, grosse Vorzüge vor dem in Deutschland wie Frankreich noch allgemein gebräuchlichen zangenförmigen Kramer'schen oder Itard'schen Ohrspiegel hatte, darüber konnte ich mit mir nicht im Zweifel sein. Doch, so wichtig auch diese Frage, weit wichtiger erschien es mir, auf welche Weise man den Hintergrund des Gehörgangs, das Trommelfell, unter allen Verhältnissen genügend und richtig beleuchten könnte. Einmal musste ich mir sagen, dass eine Reihe von Nachtheilen der bisherigen Untersuchungsweise wegfiele, wenn man statt direct in den Gehörgang fallenden Lichtes

[1]) Wer sich über den Zustand der Augen- und Ohrenheilkunde in Grossbritannien und Irland im Jahre 1855, und namentlich für Wilde und Toynbee weiter interessirt, den verweise ich auf meine Reiseberichte, die ich in Form von Briefen an meinen verehrten Freund und Lehrer Prof. Arlt im Bayer. ärztlichen Intelligenz-Blatte (März und April 1856) veröffentlichte.

[2]) Diesem Umstande neben der scharfen Beobachtungsgabe des auch als Augenarzt bedeutenden Mannes haben wir es zu danken, dass Wilde in seiner tabellarischen Uebersicht von 200 Ohrenkranken (p. 114—133 in seinem oben erwähnten Werke, S. 130—163 in dessen deutscher Uebersetzung) den Befund des Trommelfells derselben in so ausführlicher, bisher einziger Weise geben konnte.

reflectirtes benutzen würde, indem sich dadurch die Stellung des Arztes zum Patienten zum Vortheile ändere und man das Licht mehr nach Belieben leiten, auch weiter entfernt vom Fenster untersuchen könnte. Mit einem gewöhnlichen kleinen Wandspiegel machte ich den ersten Versuch. Ich warf auf diese Weise, mittelst des kleinen Planspiegels, das Tageslicht in den Gehörgang und konnte denselben und das Trommelfell ziemlich gut erleuchten, indem das Wetter gerade sehr freundlich und meinem Fenster gegenüber eine helle weisse Wolke sich befand. Nicht unzufrieden mit diesem ersten Versuche, musste ich erkennen, dass man wohl bei gutem hellen Wetter dadurch etwas gewönne, bei weniger günstigem, trüben Himmel aber damit ebenso wenig, wie bisher, beleuchten könne und man somit wieder auf künstliches Licht für solche Fälle angewiesen sei. Wie aber, wenn man das vorhandene Licht nicht nur mit einem Spiegel auffänge, sondern es dabei auch verstärkte, concentrirte? Diess könnte ein Hohlspiegel allein bewirken, und zwar müsste derselbe einmal sehr stark, von sehr kurzer Brennweite sein, und dann einen ziemlichen Umfang, einen grossen Durchmesser besitzen. Da ich bei mehreren Optikern keinen entsprechenden Concavspiegel fand, der nach meiner Berechnung gross und stark genug dazu war — ich hielt mich damals in Paris auf — so wandte ich mich an den Optiker Hartnack, den Neffen und Nachfolger Oberhäuser's und bestellte mir einen Hohlspiegel von 6″ Brennweite und 4″ Durchmesser; mit einem centralen Loche von $2\frac{1}{3}'''$ Durchmesser. Der erste Versuch mit diesem Spiegel, an einem trüben Regentage gemacht, fiel entzückend aus. Ich sah damit das Trommelfell eines Freundes so deutlich und schön bis in seine feinsten Einzelheiten, wie ich weder bei Wilde noch Toynbee je eines gesehen. Denselben Spiegel benütze ich noch und kann damit an den trübsten Novembertagen das Trommelfell vollständig genau und deutlich sehen, ebenso gut, wie einen oberflächlich liegenden Körpertheil. Durch Versuche mit verschiedenen Blendungen erkannte ich, dass der Spiegel keineswegs so gross zu sein braucht, und $2\frac{3}{4}$—3″ Durchmesser genügen, was natürlich von wesentlichem Einflusse auf den Preis des Instrumentes ist. Kleiner darf er nicht sein, indem sonst die Beleuchtungsintensität bei trübem Wetter zu gering, und thut man bei kleineren Spiegeln gut, das Loch, das in meinem grösseren Spiegel central ist, peripherisch anzubringen, indem ja durch die Lage des Ohres in der Mitte des Kopfes immerhin nicht die ganze reflectirende Fläche des Spiegels zur Wirkung kommt. Die gewöhnlichen Metallhohlspiegel, welche als Jäger'sche oder Liebreich'sche Augenspiegel gebraucht werden, eignen sich zu unserem Zwecke nicht, indem ihre Brennweite zu gross (7—9″) und ihr Durchmesser zu klein (ca. $1\frac{1}{2}''$), daher ihre Lichtintensität hier, wo es sich nicht um Beleuchtung mit Lampen, sondern mit diffusem Tageslicht handelt, ein zu unbedeutender wird. Gröbere Verhältnisse, ob das Trommelfell ganz oder durchlöchert, grau oder roth, ob der Gehörgang frei, verstopft oder geschwollen etc., kann man indessen mit diesen kleinen Augenspiegeln ganz gut erkennen.

Metallspiegel sind, selbst wenn sie gross und stark genug wären, zur genaueren Beleuchtung des Trommelfells mit Tageslicht keineswegs so passend, wie Glasspiegel. Letztere haben weiter den Vortheil grösserer Wohlfeilheit und sind auch genügend haltbar, wenn sie mit einer kräftigen, gut schliessenden Metallfassung umgeben sind. Der Bequemlichkeit wegen lasse ich den Griff immer abschraubbar machen. —

Bei der Benutzung eines solchen Reflectors zur Untersuchung des Ohres ändert sich natürlich die Stellung des Arztes und Kranken dahin, dass das zu untersuchende Ohr vom Fenster abgewendet und der Kranke zwischen Arzt und Fenster zu stehen kommt. Erwachsene untersuche ich gewöhnlich so, dass beide Theile stehen, bei Kindern setze ich mich entweder oder stelle den kleinen Patienten auf den Stuhl, so dass wir wieder in ziemlich gleiche Höhe kommen. Bei kleineren Spiegeln namentlich thut man gut, den Kopf der Patienten etwas schief zu richten, damit ein möglichst kleiner Theil des Reflectors von demselben beschattet wird, und lernt man sehr bald, dem Kopfe des Kranken wie dem Spiegel eine solche Stellung zu geben, dass die Beleuchtung eine möglichst gute und die geeignetste Stelle des Horizonts als Lichtquelle benutzt wird. Ungeübte thun hier, wie beim Untersuchen mit dem Augenspiegel, gut, dem Instrumente leichte Wendungen nach verschiedenen Seiten zu geben, bis sie die relativ beste Beleuchtung des Trommelfells gefunden haben. Weisse Wolken geben hier, wie beim Mikroskopiren, das schönste Licht, bei blauem, wolkenlosen Himmel oder bei Sonnenschein richtet man am besten den Spiegel gegen eine benachbarte hellbeleuchtete Wand, die man auch als Lichtquelle benutzen kann beim Untersuchen von bettlägerigen Kranken, wenn die Umstände nicht erlauben, deren Kopf oder Bett beliebig zu wenden. Sonnenlicht direct mit dem Spiegel auf das Trommelfell zu werfen, eignet sich wegen des ungemein grellen Beleuchtungseffectes nicht. (Interessant sind die hierbei zu Stande kommenden Durchleuchtungs-Phänomene des an und für sich durchscheinenden Trommelfells; bei längerer Dauer einer solchen Concentration der Sonnenstrahlen auf dem Trommelfell entwickelt sich meist erhöhtes Wärmegefühl, wie bei Benutzung eines Brennglases.) Dass man vermeiden muss, gerade den Schatten oder das Bild der Fensterrahmen in den Gehörgang zu werfen, versteht sich von selbst. Bei Personen mit weitem Gehörgang, in den man den Ohrtrichter tief einführen kann, so dass derselbe ohne jede weitere Nachhülfe in seiner Lage bleibt, braucht man nur die eine Hand zum Halten des Spiegels, bei vielen, namentlich bei jüngeren Personen, ist ein Hinaufziehen der Ohrmuschel und Halten des Ohrtrichters mit der anderen Hand nöthig während der ganzen Untersuchung, indem der Ohrtrichter sich sonst leicht senkt und man den vordersten Theil des Trommelfells dann nicht mehr sieht. Bei verschiedenen Operationen im Gehörgange, die unter guter Beleuchtung desselben vorgenommen werden müssen, vom Wegnehmen eines Härchens, Epidermisstückchens, oder von Secret mittelst Pincette oder Pinsel bis zum Aetzen einer Granulation dicht am Trommelfelle oder Abbinden eines Polypen, helfe ich mir dadurch, dass ich mit einem Finger derselben Hand, welche das in den Gehörgang einzuführende Instrument hält, den Ohrtrichter fixire und so die andere Hand für den Spiegel übrig behalte. Für manche Fälle, wo man gern die zum Halten des Spiegels nöthige Hand frei zu behalten wünscht, könnte man sich eines etwa an einen Stuhl fixirten Gestelles mit Gelenken bedienen, in das man den Spiegelgriff hineinsteckt, oder könnte den Beleuchtungsspiegel in einem Brillengestell befestigen, wie diess Semeleder für die laryngoskopischen Untersuchungen vorgeschlagen hat, oder ihn mit einem Mundstiel zwischen den Backenzähnen halten, wie diess Czermack zu demselben Zwecke thut. Solche Vorrichtungen wären indessen nur für seltene Ausnahmsfälle nöthig. Dass das Kramer'sche zangenförmige Instrument gerade bei dieser Beleuchtungsweise sich als weit unzweckmässiger als die einfachen Ohrtrichter erweist, genügt nach dem Obigen kurz zu erwähnen.

Die eben geschilderte Beleuchtungsart mittelst eines starken und mässig grossen Hohlspiegels entspricht nach meinen Erfahrungen allen zu stellenden Anforderungen vollständig, und sind ihre Vortheile gegenüber den bisher üblichen Methoden, den Gehörgang und das Trommelfell zu beleuchten, sehr gross. Im Gegensatze zu allen künstlichen Beleuchtungsarten wird hier die Farbe der Theile durchaus nicht verändert, sondern wahr und scharf wiedergegeben, und ist die nöthige Vorrichtung, ein Concavspiegel, gewiss sehr einfach, nicht kostspielig und mit Leichtigkeit in jeder Tasche zu transportiren. Alle Nachtheile und Mängel, die wir oben an der gewöhnlichen directen Benutzung des Sonnen- oder Tageslichtes kennen gelernt haben, sehen wir hier vermieden. Einmal können wir diese Methode bei jedem Wetter, auch bei trübem Himmel, anwenden, und sehen wir damit stets genügend, wenn nicht gerade schwarze Gewitterwolken den ganzen Horizont erfüllen und den Tag überhaupt in Nacht verwandeln. (Muss man einmal in der Nacht untersuchen, wie das mir wenigstens in meiner grossen Ohrenpraxis nur einige wenige Mal vorkam, so wirft man das Licht seiner Studierlampe mit dem Hohlspiegel in den Gehörgang und beleuchtet sich so die Theile, deren Farbe natürlich hierbei etwas verändert wird.) Man kann auf diese Weise auch den Kranken im Bette, oder überhaupt vom Fenster entfernt, untersuchen, wenn das Fenster nur nicht zu weit weg oder eine gut beleuchtete Wand in der Nähe ist. Vor Allem ist das Untersuchen des Ohres auf diese Weise sehr leicht und bequem, und, da man sich nicht Schatten machen und doch ganz nahe an das Gesichtsobject herankommen kann, so sieht man auf's Deutlichste auch die kleinsten und feinsten Verschiedenheiten in Form und Farbe, welche selbst das schärfste Auge bei nur einiger Entfernung nicht mehr unterscheiden könnte. Wie bald auch bisher Ungeübte auf diese Weise das Trommelfell recht gut sehen und sogar feinere Veränderungen desselben genau beobachten und beschreiben können, davon habe ich reichlich Gelegenheit mich zu überzeugen. Einmal werden sehr häufig meine Sprechstunden von fremden und älteren Collegen besucht, ausserdem halte ich für jüngere Doctoren und ältere Studenten Vorlesungen über Ohrenkrankheiten mit klinischen und practischen Unterweisungen, wobei natürlich das Untersuchen des Ohres mit Spiegel eine wesentliche Rolle spielt. Ich erfahre hierbei, dass ältere wie jüngere Collegen, nachdem sie nur einigemal unter meiner Leitung untersucht haben, gewöhnlich mit Ohrtrichter und Ohrspiegel ganz gut umzugehen wissen, und hat sich auf diese Weise meine Untersuchungsmethode bereits nach den verschiedensten Richtungen ausgebreitet und, als practisch bewährt, eingebürgert. Es ist somit auch die Erlernung dieser Untersuchungsweise keineswegs schwer und lässt sie sich z. B. gar nicht vergleichen mit den Schwierigkeiten, die dem Neuling das Ophthalmoskopiren macht. Ich empfehle daher die beschriebene Untersuchungsmethode des Ohres als eine gute und allgemein brauchbare zur allgemeinen Einführung in die Praxis, indem sie allen Anforderungen vollständig entspricht, die man nur an eine solche machen kann.

Wenn ich oben die bisher üblichen Methoden der Untersuchung des Ohres in ihrer Mangelhaftigkeit und beschränkten Anwendbarkeit darzulegen suchte, so sprechen hierfür mehr als alles Uebrige, gewisse thatsächliche Beweise. Es steht fest als Erfahrungsthatsache, dass die überwiegende Mehrzahl der Praktiker bis heute nicht im Stande ist, Trommelfell und Gehörgang nur einigermassen genügend zu untersuchen, und machen auch die Wenigsten ein Hehl daraus. Die bisherigen Methoden finden sich in allen Lehrbüchern der Ohrenheilkunde ausführlich beschrieben und trotzdem konnten sie sich noch nicht zur allgemeineren Geltung bringen, trotzdem halten es die meisten, selbst gebildetsten Praktiker für unendlich schwierig, das Ohr richtig zu untersuchen. Wären die bisherigen Methoden, die jeder Praktiker dem Inhalt nach kennt, gut im vollen Sinne des Wortes und allgemein brauchbar, sie würden schon längst mehr in Anwendung kommen. Schon dieses Factum allein spricht mächtig gegen sie; noch mehr aber, dass eine nicht geringe Menge von feineren und gröberen Veränderungen und Vorgängen, wie sie sich nach meiner Methode am Trommelfelle häufig beobachten und verfolgen lassen, selbst von den tüchtigsten und geübtesten Ohrenärzten nicht beschrieben oder kaum erwähnt werden.

Es ist hier nicht der Ort, um auf derartige bisher zu wenig oder gar nicht berücksichtigte Befunde am Trommelfell näher einzugehen, zumal ich in früheren anatomischen Veröffentlichungen auf solche mehrfach hingewiesen habe. Nur eine Gruppe von pathologischen Zuständen des Trommelfells will ich hier kurz berühren, indem ich dieselbe immer mehr als häufig vorkommend beobachte, je mehr Ohrenkranke ich untersuche und je mehr Gehörorgane ich secire, und deren geringe Berücksichtigung am meisten zeigt, wie selbst von Seiten der berühmten „Autoritäten“ und der ohrenärztlichen Specialisten die Untersuchung des Trommelfells in einer sehr ungenügenden Weise ausgeführt wird. Es sind diess die Verwachsungen der Innenfläche des Trommelfells mit der gegenüberliegenden Wand der Paukenhöhle und den Gehörknöchelchen. Toynbee hat wohl zuerst das Vorkommen solcher Adhäsivprocesse in der Paukenhöhle durch seine pathologisch-anatomischen Untersuchungen des Gehörorgans nachgewiesen und überzeugt uns namentlich die Zusammenstellung der Ergebnisse all' seiner Sectionen, welche er vor Kurzem herausgegeben [1]), wie ungemein häufig Adhäsivprocesse und Verwachsungen der verschiedenen Theile der Paukenhöhle unter einander und namentlich mit dem Trommelfell vorkommen. Einen sehr ausgesprochenen Fall dieser Art beschrieb ich im XVII. Band von Virchow's Archiv unter Section XV., und werde ich demnächst in einer Fortsetzung meiner „anatomischen Beiträge zur Ohrenheilkunde" ebendaselbst mehrere solcher Fälle mittheilen. Solche Zustände, welche somit in ziemlicher Anzahl bereits an der Leiche nachgewiesen und aufgefunden wurden, treten uns auch gar nicht selten am Lebenden entgegen und lässt sich die Häufigkeit ihres Zustandekommens sehr leicht aus der anatomischen Anordnung der Theile erklären. Der Tiefendurchmesser der Paukenhöhle, also die Entfernung des Trommelfells von der gegenüberliegenden Wand der Paukenhöhle, welche man am besten die Labyrinthwand derselben nennt, ist der kleinste unter allen Durchmessern dieser Cavität. Wechselnd nach den verschiedenen Orten, wo man misst, ist er am allergeringsten vom Ende des Hammergriffes, dem nach innen convexesten Theile des Trommelfells, zur Labyrinthwand, und von der unteren vorderen Partie des Trommelfells zur gewölbtesten Stelle des Promontorium. Nach von mir angestellten Messungen beträgt der erstgenannte Durchmesser 2, der zweite $2\frac{1}{2}$ Mm. Erwägt man nun, wie leicht dieser kleine Raum bei Auflockerung und Schwellung der gegenüber liegenden Schleimhautschichten ausgeglichen wird, so dass sich diese vollständig berühren müssen, so begreift man, warum bei entzündlichen Zuständen der Paukenhöhle Verlöthungen oder Adhäsionsbänder so oft sich entwickeln und warum solche Zustände besonders häufig an den erwähnten engsten Stellen sich finden. Erleichtert wird die Annäherung der äusseren Wand der Paukenhöhle, i. e. des Trommelfells, zur Labyrinthwand noch dadurch, dass von einer zur andern sich zwei Verbindungsglieder hinüberziehen, die Kette der Gehörknöchelchen einerseits und die Sehne des *Musculus tensor tympani* andrerseits, welche beide quer über die Paukenhöhle verlaufen und somit den Verlöthungen und Vereinigungen der gegenüberliegenden Wände gleichsam zur Vermittlung dienen. Noch näher am Trommelfell, resp. seinem hinteren oberen Theile, und der hinteren Tasche desselben, liegt der lange Schenkel des Ambosses, und dürfen wir uns nach einer Berücksichtigung dieser anatomischen Verhältnisse nicht wundern, wenn uns in der Leiche so häufig abnorme Verbindungen und Verwachsungen dieser Theile entgegentreten. Immer häufiger finde und erkenne ich nun solche Zustände auch am Lebenden, an Ohrenkranken. Das Trommelfell ist dann entweder im Ganzen abnorm concav und zeigt sich der Hammergriff auffallend stark nach innen gezogen, selbst in starker perspectivischer Verkürzung, oder wir sehen nur einzelne

[1]) A descriptive Catalogue of Preparations illustrative of the Diseases of the Ear in the Museum of Joseph Toynbee. London 1857.

Stellen des Trommelfells, am häufigsten die vordere Hälfte oder hinten oben jene Partie, wo der lange Ambosschenkel liegt, mehr oder weniger nach innen gezogen, wobei sich häufig eine Veränderung der Farbe und Dichtigkeit, Strang- und Faltenbildungen zur Abweichung von der normalen Ebene oder Krümmung gesellen. Wer sich einmal mit dem Wesen solcher Zustände vertraut gemacht hat, weiss in der Regel bei vorkommenden Fällen ohne Weiteres das Aussehen des Trommelfells richtig zu deuten; will man die Ausdehnung solcher Verwachsungen genauer kennen lernen oder dieselben Anderen klar machen, so lasse man den Kranken bei geschlossenem Munde und Nase Luft in die Paukenhöhle pressen, das Trommelfell wird dann „aufgeblasen", wie das Wilde sehr passend nennt, bewegt sich nach aussen und hierbei sieht man die fixirten, verwachsenen Stellen sehr deutlich sich markiren, indem sie sich nicht mit dem übrigen Trommelfell heraus gegen den Gehörgang zu bewegen, sondern unverändert bleiben, im Gegentheile sich durch die Bewegung der Nachbartheile häufig mehr angespannt darstellen. Manche Kranke sind zu einem solchen „Aufblasen" des Trommelfells nicht geeignet, auch ist die bewegende Kraft oft zu unbedeutend, ich lasse dann comprimirte Luft aus einer vorher gefüllten Compressionspumpe durch den Katheter stossweise in die Paukenhöhle einströmen, während ich dabei das Trommelfell beleuchte und beobachte. Es zeichnen sich hierbei alle erwähnten Vorgänge und Bewegungsverschiedenheiten des Trommelfells um so deutlicher aus. Auf diese Weise, oder indem ich durch den Katheter kräftig einblase, während das Trommelfell untersucht wird, habe ich sehr häufig Collegen und meinen Zuhörern solche Zustände klar gemacht und ad oculos demonstrirt. Sie lassen sich in jeder Beziehung mit den hinteren Synechien am Auge, den Verlöthungen zwischen Linsenkapsel und Iris vergleichen, wie sie so häufig nach unpassend, nicht mydriatisch behandelten Irisentzündungen zurückbleiben und dann stets Anlass zu erneuten entzündlichen Reizungen und weiteren Verwachsungen geben. Wie dort allmälig das Leiden zu einem vollständigen Pupillar-Abschluss sich entwickeln kann, so dass vorderer und hinterer Abschnitt des Auges in keiner Communication mehr stehen, so kommt auch am Ohre als äusserster Grad eine vollständige Obliteration der Paukenhöhle vor, wo zwischen äusserem Gehörgange und Labyrinth kein luftgefüllter Raum mehr vorhanden ist, sondern äussere und innere Paukenhöhlenwand, Trommelfell und Labyrinthwand sich in ihrer ganzen Ausdehnung berühren und jeder etwa übrige Raum mit Exsudat und Bindegewebsmassen ausgefüllt ist. Eine nahezu vollständige Obliteration der Paukenhöhle stellte der bereits oben erwähnte, in meinen „anat. Beiträgen zur Ohrenheilkunde. I." beschriebene Fall vor (Section XV. linkes Ohr). Doch wir werden besser bei einer anderen Gelegenheit die grosse praktische Bedeutung solcher Zustände weiter verfolgen, und genüge der Nachweis, dass sie nicht selten vorkommen und sich auch am Lebenden diagnosticiren lassen; für uns ist hier namentlich von Bedeutung, weil bezeichnend für die Leistungen der bisherigen Untersuchungsmethoden des Ohres, dass diese durchaus nicht seltenen und leicht zu erkennenden Abnormitäten des Trommelfells von den Ohrenärzten bisher kaum gewürdigt und berücksichtigt, ja von Vielen vollständig übersehen wurden. Von allen deutschen Ohrenärzten erwähnt nur Rau dieselben und zwar ganz vorübergehend (S. 346 seines Lehrbuches der Ohrenheilkunde), ohne ihnen besondere Bedeutung beizulegen oder von eignen Beobachtungen dieser Art zu berichten. Wilde ist der Einzige, der auf solche Befunde am Trommelfell etwas weiter eingeht [1]). Wenn er mehrmals von einem Zustande der vermehrten Concavität des Trommelfells spricht, den er „Collapse“ oder „falling inwards of the membrana tympani“ nennt, so begreift diess indessen nur einen Theil der oben erwähnten Adhäsivprocesse, bezieht sich häufig gar nicht auf solche und hat er sich auch durch die seltene Anwendung des Katheters der Mittel beraubt, um in diagnostischer wie therapeutischer Beziehung dieselben vollständig würdigen zu können. Dass Wilde allein einen Theil dieser Befunde gesehen und beschrieben hat, kommt daher, weil er nicht nur ein sehr genauer und gründlicher Beobachter ist, sondern auch, wie wir schon gesehen haben, in Dublin unter weit günstigeren klimatischen Verhältnissen untersucht, als unsere deutschen Ohrenärzte; dass aber dem letzteren, wie auch den französischen Collegen, alle solche Zustände nahezu vollständig entgangen sind, kann allein auf ihre Untersuchungsmethode bezogen werden, für deren Mangelhaftigkeit und Ungenügendheit dieses Factum einen weiteren sehr sprechenden Beleg abgiebt; wie umgekehrt die entschiedenen Vorzüge der von mir angegebenen Untersuchungs- und Beleuchtungsweise des Ohres auch auf diese Weise dargethan wird.

Zum Schlusse noch einige geschichtliche Bemerkungen. Meinen Spiegel und die Untersuchung damit zeigte ich zuerst im Winter 1855 bis 1856 meinen Freunden im Verein deutscher Aerzte zu Paris, und wandte ihn bald darauf in Würzburg zu praktischen Zwecken fortwährend, sehr häufig in Gegenwart von Collegen, an. Im Februar 1858 setzte ich zuerst die Vortheile meiner Untersuchungsmethode des Ohres vor der physikalisch-medicinischen Gesellschaft in Würzburg weitläufiger auseinander (s. deren Verhandlungen IX. Bd. p. XXXV). Wie oben schon erwähnt, erdachte ich mir dieselbe ganz selbstständig, ohne zu wissen, dass schon ein ähnlicher Vorschlag früher gemacht worden. In M. Frank's Ohrenkrankheiten (Erlangen 1845. S. 49) ist angegeben, dass ein Arzt Hoffmann in Burgsteinfurt einen central durchbohrten Rasirspiegel zur Untersuchung des Ohres empfohlen hat, indem man „Sonnen- oder schönes Tageslicht“, auch künstliches Licht damit in den Gehörgang wirft und durch das im Spiegel befindliche Loch die Theile betrachtet. Frank fügt bei, dass nach seiner Erfahrung dieser Spiegel nicht im Stande sei, den Gehörgang genügend zu erleuchten. Ich habe nie einen solchen Rasirspiegel versucht, möchte aber glauben,

[1]) Siehe dessen Practical Observations on Aural Surgery (London 1853) p. 138 und 288, oder deren deutsche von Medicinalrath v. Haselberg besorgte Uebersetzung (Göttingen 1855) S. 170 und 334.

dass er bei hellem Wetter die gröberen Verhältnisse gut erkennen lasse; ob er dasselbe auch bei weniger günstigem Himmel und für die feineren Zustände des Trommelfells leistet, bezweifle ich, indem die Brennweite dieser zu Toilettezwecken verwendeten Hohlspiegel einmal sehr gross, dann dieselben natürlich, schon ihres Preises wegen, keineswegs genau und regelmässig gearbeitet sind. Aus Rau's Ohrenheilkunde (Berlin 1856. S. 22) entnehme ich, dass die betreffende Mittheilung Hoffmann's in Casper's Wochenschrift 1841 (No. 1) enthalten ist, und dass man mit einem solchen Rasirspiegel das Ohr „tageshell" erleuchten könne. Rau giebt dann ferner an, dass Dr. Alther in St. Gallen einen „weit kleineren mit einem Handgriff versehenen perforirten Metall-Hohlspiegel" anwende und er selbst früher einen kleinen Metall-Hohlspiegel in Verbindung mit einer schwachen Convexlinse, als Loupe, zu demselben Zwecke gebraucht habe. Er erklärt indessen für „weit zweckmässiger", zur Untersuchung des Ohres den Gebrauch mancher Augenspiegel, so namentlich des Klaunig'schen, bekanntlich einer biconvexen, einseitig foliirten Glaslinse, die in der Mitte perforirt oder von ihrem Beleg befreit ist. — Weiter sagt Eduard Jäger in seinem Werkchen „über Staar- und Staaroperationen etc." (Wien 1854. S. 89), dass sein Augenspiegel, wenn man den Concavspiegel von 4″ Brennweite einfüge, zur Beleuchtung bei Untersuchungen des äusseren Gehörgangs angewendet werden könne. Bei Jäger bleibt es zweifelhaft, ob er nicht bloss Benutzung von künstlichem Licht, von Lampenlicht damit meint, wie wir es bei Augenspiegel-Untersuchungen allein anwenden, und somit sein Vorschlag nicht mit dem Verfahren Bozzini's, Toynbee's etc. zusammentrifft, die schon längst Hohlspiegel mit künstlichem Lichte gebrauchten. Indessen gleichviel, jedenfalls ist die oben von mir empfohlene und seit Jahren fortwährend angewandte Methode der Beleuchtung des Ohres schon lange vor mir in Anregung gebracht und auch ausgeübt worden, und gehört die Priorität für die Idee, einen central durchbohrten Hohlspiegel zur Untersuchung des Ohres mit Tageslicht zu benutzen, jedenfalls Dr. Hoffmann in Burgsteinfurt.

Wenn ich trotzdem von dieser Untersuchungsweise wiederholt als von „meiner" Methode spreche, so geschieht diess weniger, weil ich mir dieselbe selbständig und ohne von Vorgängern etwas zu wissen, erdacht, weniger auch darum, weil mein Hohlspiegel sich wesentlich von Hoffmann's Rasirspiegel unterscheidet, als weil ich eben diese Art zu untersuchen trotz der vorausgehenden Vorschläge gar nirgends in Anwendung finde — auch Professor Rau in Bern übt sie für gewöhnlich nicht aus, wie ich aus eigener Anschauung weiss —, der Vorschlag Hoffmann's auch nirgends einen tiefen und nachhaltigen Eindruck zurückgelassen hat, und so wenig Aufmerksamkeit erregt zu haben scheint, dass die nachfolgenden Specialisten, mit Ausnahme Frank's und Rau's, also der ungemein fleissige Zusammensteller Linke (1845), Kramer (1849) und Wilde (1853) in ihren Schriften diese neue Methode mit keinem Worte erwähnen — während ich mit aller Entschiedenheit diese Methode für die einzige erkläre, welche immer und unter allen Verhältnissen anwendbar, nach welcher allein feinere und genauere Beobachtungen gemacht werden können, und mit deren allgemeinen Einführung in die Praxis nothwendig eine gedeihliche Entwicklung der ganzen Ohrenheilkunde angebahnt wäre.

Es wird nicht mehr sehr lange dauern, so ist jeder nur einigermassen gebildete Arzt im Besitze eines Augenspiegels und der Kenntnisse, denselben zu gebrauchen. Den Augenspiegel haben wir indessen nur für eine verhältnissmässig geringe Anzahl von Augenkranken nöthig — um Missverständnissen zu begegnen, bemerke ich für Diejenigen, welche mich und meine Thätigkeit nicht weiter kennen, dass ich selbst Augenarzt aus der Schule Arlt's und Graefe's bin —, den Ohrspiegel aber für jeden Ohrenkranken, dessen Leiden nicht etwa auf die äussere Ohröffnung beschränkt ist. Und somit stelle ich es als ganz bestimmt in Aussicht, dass jeder strebsame und gewissenhafte Arzt schliesslich auch mit jenen Instrumenten versehen sein wird, die allein ihn befähigen, über die wichtigen und nicht selten das Leben selbst bedrohenden Erkrankungen des Gehörorgans eine richtige Ansicht zu gewinnen und zur Diagnose zu gelangen. Die Ohrenheilkunde steht vorläufig noch unter dem Banne des Vorurtheils, und es wird darum dieser Zeitpunkt, von dem ich spreche, noch lange nicht kommen, indem Vorurtheile, namentlich so fest gewurzelte und veraltete, stets nur sehr langsam und allmälig schwinden. Je mehr aber tüchtige und wissenschaftliche Männer sich dieses verwahrlosten Faches annehmen, desto mehr werden die oberflächlichen Schwätzer und die speculativen Geschäftsleute sich davon zurückziehen; je mehr Aerzte allmälig das Ohr gründlich untersuchen können, desto mehr wird die Ueberzeugung sich feststellen, dass bei den Affectionen des Gehörorgans mindestens ebenso wirksam eingegriffen werden kann, als bei den meisten übrigen Erkrankungen des Organismus; je mehr endlich hier genau und vorurtheilsfrei beobachtet wird, desto deutlicher wird man sehen, dass durch unpassende oder versäumte Behandlung nicht leicht bei einem andern Organe die Lebensstellung, ja selbst das Leben der Kranken so häufig in Frage gestellt wird, als es gerade bei den Ohrenkrankheiten der Fall ist.

Druck von Georg Reimer in Berlin.

FSC
www.fsc.org
MIX
Papier | Fördert
gute Waldnutzung
FSC® C083411

Zeitfracht Medien GmbH
Ferdinand-Jühlke-Straße 7
99095 Erfurt, Deutschland
produktsicherheit@kolibri360.de